KB201915

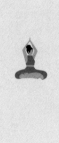

행복은 살 수 없지만
요가는 할 수 있어요

행복은 살 수 없지만
요가는 할 수 있어요

요가, 세계여행, 그리고 제주에서 요가원 창업

곽새미 지음

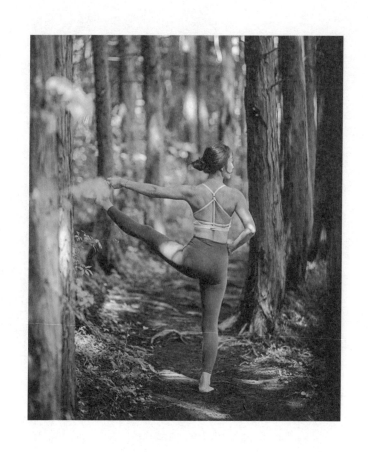

푸른향기
Prunhyng Publishing Co.

지금, 당신은 하고 싶은 일을 하고 있나요?

직장인 시절 스트레스와 근육통을 풀기 위해 시작한 요가. 그 매력에 흠뻑 빠져 주말마다 시간을 내어 지도자 자격증을 반년에 걸쳐 땄다. 퇴사하고 500일 동안 요가 매트를 어깨에 메고 5대륙을 돌아다녔다. 코로나바이러스에 등 떠밀려 한국에 돌아온 후에는 하타요가의 세계에 빠졌다. 이후 제주에 정착하게 되며 아난다 선생님에게 요가를 배우는 꿈같은 시간을 보냈다.

요가를 만난 지 10년이 채 안 된 시간 동안 5년 넘게 다니던 회사를 그만두고, 세계여행을 다녀오고 다섯 분 이상의 선생님에게 월급을 주는 요가원 대표가 되었다. 좋아하는 것으로 하루를 채우다 보니 5대륙 28개 도시에서 요가를 경험했다. 좋아하는 마음으로 흘러가다 보니 제주도에서 요가를 가르치며 요가원 창업을 했다. 1~2년 하다 말 줄 알았는데 웬걸, 쌍둥이 육아를 하면서도 사업을 병행할 만큼 5년째 진심으로 운영하고 있다.

이 책은 요가에 관한 이야기만은 아니다. 평범한 몸을 가진 쫄보가 어쩌다 요가에 빠져 세계여행과 창업까지 하게 됐는지에 대한 여정이다. 혹은 퇴사 후에도 어떻게 내가 좋아하는 일을 나답고 즐겁게 지속 가능하게 할 수 있는지를 담은 창업 분투기다. '요가'의 자리에는 당신이 좋아하는 무엇이든 들어갈 수 있을 것이다. 클라이밍, 커피, 꽃, 혹은 책방까지. 어쩌면 요가원 혹은 나만의 콘텐츠로 창업을 하고 싶어 하는 누군가에게 도움이 될지 모른다는 바람을 담았다.

나는 요가 선생님들을 가르치는 유명한 선생도 아니고, 고난이도 아사나를 척척 해내고 뱃살 하나 없는 완벽한 몸매를 가지지도 못했다. 이런 내가 과연 요가에 관한 책을 쓸 자격이 있는 것인가, 자기검열을 하다 보면 한없이 작아진다. 하지만 이리저리 구르고 방황하며 구축한 나의 작은 세계가 누군가에게는 위안 혹은 용기가 될 수 있음을 안다. 내가 경험한 요가는 군살 없는 몸매를 위해서

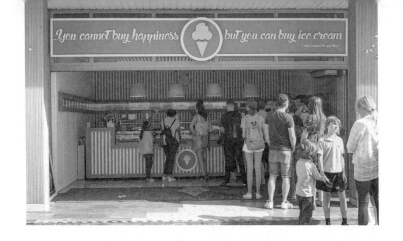

나, 서커스단원처럼, 어려운 아사나를 해내는 게 전부가 아니기에.

이 책은 운동과는 거리가 멀었던 평범한 회사원이 회사 밖에서 망하지 않고 살아가게 된 이야기이다. 4년 전 『퇴사 전보다 불안하지 않습니다』라는 책을 낼 정도로 퇴사와 불안은 오랜 시간 나의 고민거리였다. 퇴사한 지 6년. 요가를 통해 나는 더 이상 불안해하지 않는 사람이 되었다. 어쩌면 전 책의 후속권이 될 수도 있겠다. 내가 요가를 만나지 않았더라면 지금처럼 제주에서 사업을 하고 있었을까?

You cannot buy happiness, but you can buy icecream!
(행복은 살 수 없지만 아이스크림은 살 수 있어요!)

유럽의 작은 도시, 슬로바키아 브라티슬라바를 여행할 때였다. 메인 거리는 대체로 한산했지만, 유독 한 곳에만 줄이 길었다. 길지만 위트 있는 간판을 건 작은 아이스크림 가게에서 마음이 들썩였다. 행복은 추상적이고 멀리 있는 것 같지만, 사실 작고 가까이에 있다. 내 집을 마련하고, 새 차를 뽑고, 예쁜 웨딩드레스를 입고 결혼식을 하고, 퇴사하고 세계여행을 다녀오는 것처럼 강도가 높은 행복만 떠올리면 마음이 다소 조급해진다. 일생에 한 번 할까 말까 한 일들이니까. 반면 달콤한 아이스크림을 먹거나, 꼬수운 라떼 한 잔을 마시거나, 꼬리를 흔들고 있는 강아지를 보거나, 햇빛 아래 노곤하게 낮잠 자는 고양이를 바라보고 있으면 마음이 여유로워진다. 아이돌 덕질이나 요가를 수련할 때 드는 빈번한 행복감도 마찬가지다. 우리의 행복은 이토록 간단하게 완성된다. 이후 나는 이렇게 바꿔 말하고 다닌다.

"행복은 살 수 없지만 요가는 할 수 있어요!"

요가는 언제 어디서나 내 몸 하나만 있으면 할 수 있으니까.
요가는 언제든 내가 돌아올 수 있는 편안한 친정 같다. 퇴근하고 너덜너덜해진 몸과 마음으로 매트 위에 앉았을 때부터 여행하며 낯선 도시에 잔뜩 위축된 채 매트 위에 섰을 때, 쌍둥이 출산 후 몸이 망가진 채 매트 위에 누웠을 때 느낀 행복과 안도감을 더 많은 이들과 나누고 싶다. 이 책을 덮고 나서 요가 매트 위에 서고 싶은 마음이 든다면 충분하다. 샨티.

Contents

prologue _ 지금, 당신은 하고 싶은 일을 하고 있나요?   004

Part 1
요가에 입문하다

모든 건 요가원 전단지에서 시작되었다   014

누가 요가가 정적이라 했는가   019

내가 요가 선생님이라니!   024

아찔한 첫 수업의 추억   029

퇴사 후 요가 매트 들고 세계여행   035

Part 2
요가하며 세계여행하다

생각은 적게 하고 더 많이 느끼기　　　　　　　　044

디지털노마드의 가능성, 치앙마이에서 스카우트 당하다　050

요가하며 고정관념을 깨부수다　　　　　　　　055

요가와 자본주의가 만났을 때　　　　　　　　064

요가의 발원지 인도에서 요가하기　　　　　　070

마이솔에서 아쉬탕가 '안' 하기　　　　　　　　078

여행은 요가, 요가는 여행　　　　　　　　　084

요가하러 과테말라 왔습니다　　　　　　　　093

아무래도 잘못 온 것 같은데, 코스타리카　　　102

나도 한 번 떠나볼까?

요가하며 세계여행하는 법 – 미국, 태국, 발리　　110

Part 3
요가원을 창업하다

귀국 후 한계에 도전하다   124

제주에서 요가할 결심   130

제주 요가원장이 된 여의도 직장인   134

처음엔 운이고, 두 번째는 실력이다   140

쫄보의 무자본 창업, 지원사업에 도전하다   145

제주도 숲길 요가원, 3호점의 시작   151

임신과 육아는 창업에 방해되지 않는다   156

왜 아무도 안 와요?   162

요가원 마케팅, 후기가 곧 자산이다   167

육아와 사업은 힘들고 재미있다   171

작은 요가원이 살 길   176

요가원이 너무 많다   180

외국인 관광객에게 K-요가 홍보하기   186

외국인 여행자도 찾아오는 요가원이 되다   191

창업 전보다 불안하지 않습니다   195

Part 4

요가원 창업 시 알아두면 좋은 것

요가 수업 개설 전에 준비할 것들　　　　　　204

내 수업을 어디에서 팔까?　　　　　　　　　213

내 수업을 얼마에 팔아야 할까?　　　　　　　220

요가 수업 셀링 포인트 찾기와 홍보하기　　　224

높은 수업 만족도의 비법, 고객 관리　　　　　232

수업에서 사업으로 확장하기　　　　　　　　236

나도 한 번 요가 수업 시작해 볼까?

요가 수업 2주 완성 플랜　　　　　　　　　245

epilogue _ 나는 무엇이든 될 수 있고, 어디서든 살 수 있다　249

일부러 '요가 여행'을 작정한 건 아니었지만,

의무 없는 시간이 주어지자 자연스레 요가로 내 하루가 채워졌다.

이것이야말로 좋아하는 게 아니고 무엇일까.

part 1

요가에 입문하다

모든 건 요가원 전단지에서 시작되었다

시작은 길거리 전단지였다. 회사에 다니던 시절, 어느 날 저녁 지하철역을 바삐 걷던 내 손에 한 남성분이 전단지를 쥐여주셨다. 평소처럼 퉁명스럽게 받아지는 무수한 전단지 중 하나였다. 하지만 아르바이트 남성분은 보기 드물게 투철한 직업정신을 가진 분이었다. 그가 이렇게 다정하게 건넨 종이엔 도대체 무슨 광고 중일까 눈길을 돌렸다.

'요가'였다. 프로 정신 투철한 그는 옆에 있던 남편에게도 한마디를 거들었다.

"남자도 요가하면 정말 좋아요!"

허를 찔렸다. 마침 결혼하고 마땅히 운동할 곳을 못 찾았을뿐더러, 몸무게가 급격히 늘어 운동을 시작하려던 참이었다. 적절한 광고를 만났다.

몸에 대한 자아가 생기기 시작한 초등학생 시절부터 통통하고 짧은 내 다리는 콤플렉스였다. 알 없이 곧게 뻗은 종아리를 가진 친구들이 너무나 부러웠다. 하물며 남자들도 내 다리보다 예뻐 보였다. 큰 골반과 덜렁거리는 허벅지 살은 항상 눈엣가시였다. 애 낳을 때 수월할 거라는 어른들의 말은 하나도 위로가 되지 않았다. (그마저도 제왕절개로 출산해 골반 베네핏을 누리지 못했다.)

때마침 동갑내기 걸그룹 소녀들은 딱 붙는 바지를 입고 'Gee'를 추며 스키니진을 유행시켰다. 하체 비만인들이 설 자리가 없었다. 하체가 통통하기로 유명했던 한 아이돌이 다이어트를 하고 컴백하자 배신감마저 들었다.

학교를 졸업하고 밥벌이를 하면서 하체 비만 탈출 계획을 본격적으로 세웠다. 달리기, 요가, 수영, 필라테스, 폴댄스, 줌바, 복싱, 점핑, 필라테스와 복싱을 합친 필록싱, 고주파를 쏘는 전신 수트를 입고 운동하는 EMS까지. 내 몸을 거치지 않은 운동은 없었다. 그중 가장 오래 한 건 폴댄스, 마음을 못 붙인 건 헬스였다. 친한 친구를 따라 시작한 폴댄스는 내가 시작했던 9년 전만 하더라도 대중

화되지 않아 봉춤으로 폄하되며 외설스러운 이미지가 강했다. 집에 있는 숟가락 개수도 알 만큼 공과 사의 경계가 약한 회사 분위기였기에 절대 비밀에 부쳤다. 이중생활을 하는 기분에 퇴근하고 폴댄스 학원으로 달려갈 때면 괜스레 신이 났다.

폴댄스는 첫날부터 자극적이고 역동적이었다. 당시 회사에서 하던 일로는 쉽사리 성취감을 느끼기 어려웠는데, 사회생활과 정반대라는 점에 매료되었다. 마케터로 일할 때, 담당했던 제품은 일반 소비자 대상으로 판매하는 대중적인 제품이 아니었다. 정부에서 예산을 써야 판매가 되는 제품이었고, 연관 고객들은 모두 아버지 또래의 남자 어른들이었다. 20대 여성이 성취와 재미를 찾기 힘든 구조였다. 반면 폴댄스는 매일 한 동작씩 배우고, 한 시간 동안 연습해 집에 가기 전 완성한 동작을 영상으로 찍는 루틴으로 진행되었다. 동작이 쉽건 어렵건 그날의 노력을 보상받는 점에서 도파민이 솟았다. 돌아가는 폴 위에서 동작을 하면 마치 빙판 위에서 빙글빙글 돌아가는 김연아 선수가 된 기분이었다. 그렇게 2년 동안 폴댄스로 활력을 얻었다. 뭘 해도 빠지지 않던 하체 지방도 걷어낼 수 있었다. 덤으로 우람한 이두박근도 얻었고, 비록 결혼식 웨딩드레스는 팔을 가리는 디자인을 입을 수밖에 없었지만, 역대 최저 몸무게를 기록한 황금기였다.

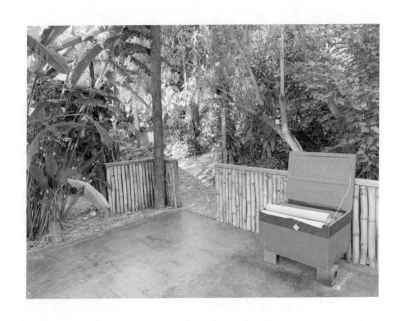

하지만 결혼하며 이사한 동네에는 폴댄스 학원이 없었다. 폴댄스
를 그만두고 다시 허벅지에 지방이 덕지덕지 붙기 시작했다. 마침
헬스장 GX(그룹 수업)로 진행되는 요가를 한 번 들어봤다. 그곳의 분
위기나 선생님이 나와 맞지 않았던 건지 전혀 흥미롭지 않았다. 그
렇게 요가는 나의 운동 버킷리스트에서 지워졌다. 옥주현 님은 요
가로 다이어트에 성공해 비디오까지 냈는데, 내가 경험한 요가는
다이어트에도 도움이 될 것 같지 않았다.

이런 상황에서 요가원 전단지가 내 손에 쥐어진 것이다. 1년 결제 시 행사 가격은 파격적으로 저렴했다. 밑져야 본전이라는 마음으로 다시 한번 요가에 기회를 주기로 했다. 누가 왔는지도 모를 헬스장 그룹 수업과는 달리 요가원 원장님은 무척이나 친절하셨다. 그리고 그때까지도 몰랐다. 그로부터 1년 후, 잘 다니던 회사를 나와 요가를 하며 세계여행을 하게 될 줄은.

누가 요가를 정적이라 했는가?

"요가는 스트레칭 아닌가? 너무 정적이라서 운동이 안 돼."

"요가는 다리 쭉쭉 찢거나 서커스단처럼 허리 뒤로 꺾는 유연한 사람만 하는 거 아냐?"

요가를 둘러싼 오해들이다. 나 역시 오해에 한 스푼 얹던 사람 중 하나였고. 1년 파격 프로모션으로 요가원에 등록하고 첫 수업 후 후들거리는 다리를 붙잡고 나오며 오해가 바로 풀렸다. 하필 처음 들은 수업은 '아쉬탕가' 요가였다. 정해진 동작(프라이머리 시리즈를 수련하면 90분이 꼬박 걸린다)을 쉼 없이 이어나가는 요가였다. 그동안 다

양한 운동으로 다져온 몸이라고 자부했건만, 큰 쓸모가 없었다. 매
트 위로 뚝뚝 떨어지는 땀을 보며 요가의 매운맛에 놀랐다.

요가의 세계는 무궁무진하다. 요가를 가르치며 만난 많은 남성분
이 수업이 끝나고 하나같이 하는 말이 있다.
"요가, 생각보다 힘드네요!"
스트레칭과 같다고 오해하지만, 마음과는 달리 매트 위에 앉은
내 몸을 찬찬히 들여다보면 내 마음대로 따라주지 않아 애를 쓰게
된다. 소도구의 도움을 빌릴 때도 있지만, 대부분 요가는 맨몸으로

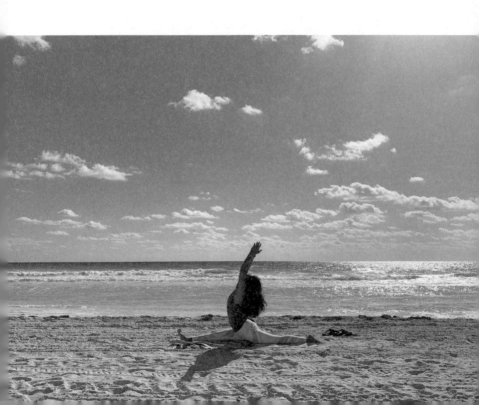

하기에 내 몸을 지탱하기 꽤 어렵다.

　의외로 동적인 매력이 있어 더 재밌어졌다. 여기에 요가는 내 몸 하나만 있으면 언제 어디서든 할 수 있다는 점에서 또 한 번 나를 매료시켰다. 매트가 있으면 좋지만 없어도 그만. 요가는 아무 데서나 할 수 있다. 꼭 몸에 딱 달라붙는 요가복을 입지 않아도 된다. 움직이기 편한 옷이면 그만이다. 인도에서 만난 요가 선생님들은 단 한 명도 레깅스를 입고 있지 않았다. 이토록 가볍고 간소할 수 있다니.

　가만히만 있어도 이리저리 떠밀리는 듯한 사막 같던 서울 생활에서 요가원은 오아시스 같았다. 매일 똑같이 쳇바퀴 굴러가는 듯한 생활에서 요가 동작을 하나씩 만들어 갈 때면 일상에 생기가 추가됐다. 지루한 회사 생활에 지쳐 땅굴을 파고 지하로 들어가고 싶을 때마다 요가는 나를 지상으로 끌어올려 주었다. 육체와 정신적으로 모두 그랬다. 하루는 사무실에서 나를 부르는 부장님 쪽으로 고개를 돌리다 목에 담이 걸렸다. 한의원에 가서 침을 맞아도 늘 목과 승모근은 단단했다. 항상 근육통을 달고 살았던 몸도 많이 편안해졌다.

　20대에 안 해본 운동이 없다 보니 알게 모르게 얻어걸린 운동 능력들이 요가를 만나고서 빛을 발했다. 짧은 다리와 그 뒤에 붙은,

남들보다 조금은 유연한 햄스트링 근육 덕분에 어렸을 때부터 체력장 유연성 테스트는 자신 있던 나에게 요가는 딱 맞는 운동이었다. 짧은 요가 수련 경력에 비해 일반 요가원 수업 중에 하는 웬만한 동작들은 얼추 따라 할 수 있었다. '오늘 온 사람 중에 내가 제일 잘해!'라는 오만함은 쉬이 성취감을 느끼기 힘든 회사 생활의 지루함을 상쇄시켜 주었다. 이후 허리를 뒤로 젖히는 후굴 동작이 많은 하타요가를 집중적으로 수련하면서 자신감은 와장창 깨졌지만.

회사가 싫어 도망치고 싶은 마음과 비례해 요가에 푹 빠져 지냈다. 하다못해 하루 종일 요가만 하고 싶었다. 가끔 연차를 내고 오전, 오후와 저녁 수업을 들으며 요가원에서 살다시피 했다. 딱딱했던 몸이 부드러워지는 것도 좋았고, 늘 달고 살던 비염과 생리통의 고통도 덜해졌다. 무엇보다 수업 후 사바아사나(송장자세, 가만히 누워 이완하는 자세로 많은 이들이 가장 좋아하는 아사나로 꼽는다)를 하며 까무룩 잠이 들었다 깼을 때의 몽롱한 개운함도 좋았다.

마침 퇴사하고 시간이 많았을 무렵, 3일 동안 '요가 컨퍼런스'가 집 근처에서 열렸다. 유명한 국내외 선생님들 수업을 원하는 만큼 들을 수 있는 축제였다. 욕심만큼 체력이 따라주지 않아 하루에 두세 시간밖에 듣지 못했지만, 몸은 너덜너덜했고 근육통이 스멀스멀 올라왔다. 하지만 열정적인 요가인들 틈에 끼여 요가를 하다 보니, 놀이공원에서 자유이용권으로 하루 종일 지칠 때까지 놀았던 학생 때로 돌아간 기분이었다.

  그렇게 나는 요가의 세계에 푹 빠졌고, 결국 지도자 자격증까지 따게 됐다.

내가 요가 선생님이라니!

한 번도 회사원 이외의 진로는 고민한 적이 없던 내가 지금은 요가로 밥벌이를 한다. 좋아하다 보면 더 깊게 알고 싶어지는 법이니까. 하지만 요가를 좋아는 했지 '내가 뭐라고 남을 가르치나'의 자기검열의 늪에 빠져 지도자 자격증은 고민해 본 적이 없었다.

마음속으로 사직서를 만지작거리던 때, 마침 좋아하는 요가 선생님이 지도자 자격증을 따보는 건 어떻겠냐며 꼬드겨 주었다. 디자이너나 개발자 같은 전문직이 아니라 퇴사 후의 삶이 늘 걱정됐던 참에 요가 지도자 자격증이 하나의 보험이 될 수 있겠다는 생각이

들었다. 취미인 요가를 전문성으로 만들 수 있을지 시험해 보고도 싶었다.

수백만 원의 비용이 부담스럽긴 했지만, 퇴사 전이라 아직 통장 잔고에 여유도 있었기에 나에게 투자해 보기로 결정했다. 퇴사하고 재취업이 힘들거나 하기 싫을 때 문화센터에서 요가라도 가르칠 요량이었다. 퇴사 보험을 드는 셈 치고 결국 지도자 과정에 등록했다. 매주 주말마다 하루를 꼬박 바쳤고, 요가에 푹 빠져 반년을 보냈다. 운전면허증 취득만큼 쉬울 줄 알았건만 의외로 암기할 것도, 준비할 것도 많았다. 남들 앞에서 동작하며 멘트를 하고, 동작까지 잡아주는 것도 어려웠다. 수업 시연을 연습하며 앞에 나설 때마다 그렇게 떨릴 수가 없었다. 그냥 앉아서 남이 알려주는 수업 따라가는 게 제일 속 편하구나. 모든 일은 호락호락하지 않구나. 다행히 합격해서 자격증을 받았고, 여태껏 훌륭한 퇴사 보험이 돼주었다.

요가 지도자 자격증에 관한 질문을 많이 받는다. 어디서 취득하는 게 좋을지, 수백만 원의 가치가 있는지와 과연 자격증 취득하는 걸 추천하는지까지. 대한민국 요가 인구는 어림잡아 삼백만 명 이상이다. 동네에서 요가원을 다니다 보면, 10년 이상 경력을 가진 분들을 심심찮게 만날 수 있다. 특히 오전 반에 숙련자 어머님들이 대거 포진해 있다. 요가를 취미로 즐기다 보면 한 번쯤은 '나도 강사 자격증 따볼까?'라는 생각이 올라오는 건 너무나 자연스럽다.

국가 공인 자격증이 없는 요가와 필라테스의 경우, 웬만한 요가원에서 TTC(Teacher Training Course) 지도자 과정을 운영하며 민간 자격증을 발급한다. 2024년 7월까지 민간 필라테스 자격증 수는 1,300여 개라는데, 10년 전에는 118개였다니 매년 100개 이상 늘어난 셈이다. 2010년에 약 1,000개였던 요가원은 2023년엔 5,000개로 증가했다. (그중 하나는 나도 일조했다.) 내가 사는 제주, 이 작은 섬에 등록된 요가원만 어림잡아 수백 개는 된다. 지도자 자격증을 딴 사람들은 훨씬 많을 것이다. 발리나 인도처럼 해외에서 한 달간 집중적으로 TTC를 하고 자격증을 받아오는 분도 많다. 우스갯소리로 요가를 하려는 사람보다 지도자 자격증 있는 사람이 더 많다고 한다.

요가를 가르치는 데 자격증이 필수는 아니다. 자격증 유무나 수료한 TTC 횟수와 지도 실력은 비례하지 않는다. 제주에서 만나 수련한 나의 선생님 역시 자격증이 없으셨다. 그러나 10년 이상 깊이 수련하며 체득한 가르침을 나눠주신 그 어느 선생님보다 존경하는 분이다.

그래서 지도자 자격증에 관해 묻는 분들에게는 이렇게 대답한다. 유명한 곳보다는 이왕이면 TTC 과정이 끝나고 가르칠 기회를 주는 곳으로 가시라고. 요가를 가르칠 계획 없이 좀 더 알고 싶어서 공부하는 목적이 아니라, 가르치며 돈을 벌고 싶다면 말이다. 유명

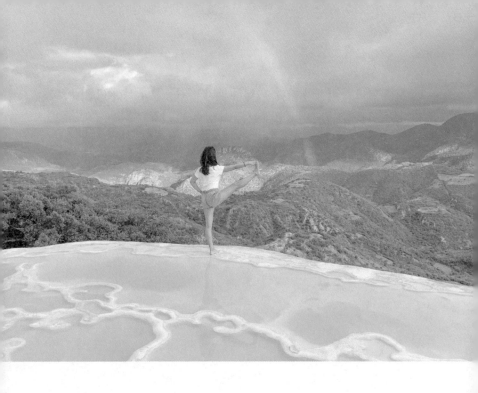

한 선생님이 있는 곳보다 낫다고 생각한다. (그분이 밥 먹여주는 게 아니니까.)

　모든 일이 그러하듯, 경력이 없으면 기회를 잡는 데 더 많은 시간과 힘이 들어간다. 취준생 시절 인턴을 하려면 또 다른 인턴 경험이 있어야 하고, 학원 강사가 되고 싶어도 가르친 경력이 없다면 자리를 얻기가 어렵다. 요가 강사도 마찬가지다.

　강사가 차고 넘쳐나는데, 초보 요가 강사를 써줄 곳은 많지 않다. 대강부터 차근차근 경력을 밟아나가야 하는데, 발 빠르게 구인 공고를 보고 지원하든지, 무료로 수업을 열어서 스스로 경력을 쌓든지 부단히 노력해야 한다. 다행히 내가 자격증을 취득한 곳은 수료 다음 달부터 매주 지원자에 한해 가르칠 기회를 줬다. 익숙한 곳에서 낯선 수업의 경험을 쌓을 수 있는 건 행운이었다. 덕분에 직접 수업을 여는 자신감도 가질 수 있게 됐다.

아찔한 첫 수업의 추억

심장이 바깥으로 튀어나올 만큼 떨렸던 자격증 시험 날. 오랜만에 깜지에 빼곡히 요가 이론을 써서 달달 외웠다. 실기 때 나올 수 있는 스무 개 이상의 동작도 버튼을 누르면 바로 재생될 정도로 달달 외웠다. 학교 졸업 후 이렇게 학생 모드로 시험을 준비해 본 적이 언제던가. 낯설고 새로웠다. 마침 석 달 후 세계여행을 떠날 예정이었기에, 떨어지면 6개월 후에 있을 시험을 볼 수 없어 내겐 단 한 번의 기회뿐이었다. 그래서 더욱 긴장됐다.

자격증 종류가 다양한 만큼 시험을 보는 방식도 다르다. 요가원

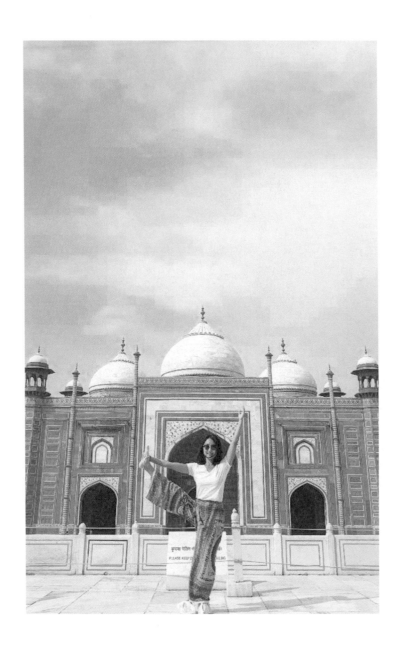

행복은 살 수 없지만 요가는 할 수 있어요

에서 자체적으로 시험을 치르는 곳도 있지만, 내가 이수한 곳은 협회에 소속된 전국의 요가원이 한날 대강당에 모여 시험을 보는 시스템이었다. (제주도에서 캐리어를 끌고 온 분들도 계셨다!) 이론 시험은 강의실에서, 실기는 강당에서 구역을 나누어 심사위원들이 일자로 앉아있고, 호명하는 사람은 앞으로 나가 한 가지 동작을 순서대로 알려주며 핸즈온(hands on 수강생 자세를 고쳐주는 것)도 해야 했다. 넓은 강당에 시연하는 사람들의 소리만 가득 채워지는데, 옆 구역과 소리가 겹칠세라 목소리도 크게 내는 동시에 떨림을 감추는 것이 관건이었다. 수능도 아니고 이게 뭐라고 이렇게 떨릴 인인가 싶지만, 글을 쓰는 지금도 그날의 긴장이 느껴진다.

다행히 함께 TTC 과정을 밟은 요가원 동기 열 명은 전원 합격. 다섯 달 동안 시간을 쏟은 상장 같기도, 퇴사 보험증서 같기도 한 자격증 한 장이 내 손에 쥐어졌다. 한시름 놓였다. 하지만 자격증이 밥 먹여주지 않는다. 요가를 가르치려면 경험이 많으면 많을수록 좋다. 그러려면 자격증 시험보다 더욱 떨리는 실제 수업을 해야만 했다. 다니던 요가원에서 TTC를 했기에 익숙한 곳에서 수업할 기회를 얻을 수 있었다. 한 시간 동안 남들 앞에서 수업한다니! 쉬지 않고 한 시간 동안 말하며 어떻게 시간을 채울지 생각만 해도 떨렸지만, 눈 딱 감고 수업을 해보겠다고 손을 들었다.

아직 완벽하게 다리 찢기도 되지 않고, 우아한 후굴 자세도 잘 되는 편이 아니다. 안되는 아사나(동작)도 많거니와 대한민국 여성 평균 키보다 작고 하체가 통통한 내가 과연 요가 강사가 될 수 있을까? 자격증을 따도 의구심은 사라지지 않았다. 그러나 요가 지도자 공부를 해보니 아사나와 시연은 빙산의 일각이었다. 지도자는 하나의 아사나를 수행하기 위해서, 필요한 멘트와 적절한 핸즈온으로 잘못된 동작을 교정해 줘야 한다. 무엇보다 요가를 수련하는 목적은 멋진 동작을 해내는 것이 아니라, 명상을 통해 마음 작용을 조절하는 것이다. 지도자는 수강생이 편안한 상태로 도달할 수 있게 도와주어야 한다.

새내기 강사에게 아낌없는 도움을 준 요가원 대표님과 선생님들 덕분에 수업 구성에 대한 피드백도 받고, 음악을 어떻게 트는지와 하물며 에어컨은 어떻게 조절하는지까지 배웠다. 익숙한 곳에서 해도 이렇게나 떨리고 걱정되는 것투성인데, 첫 시작을 낯선 곳에서 대강으로 끊었다면 몇 곱절은 더 힘들었을 것 같다.

요가 수업은 마치 한 시간의 프레젠테이션 같다. 준비한 내용을 시간 내 맞추어 전달력 있게 안내하는 것이다. 차이가 있다면 화면에 장표를 띄우는 대신, 요가 수업은 내 몸으로 시연해 보여야 한다. 발표하기 전엔 심장이 몸 바깥으로 나올 만큼 떨린다. 이를 잠재우는 방법은 딱 하나. 떨리지 않을 때까지 많이 연습하는 것이다.

첫 수업을 앞두고 실기 시험을 준비하던 때처럼 모든 멘트를 적어 계속 읽으며 입에 붙도록 했다. 남편을 앞에 두고 두세 번 실제처럼 수업도 해봤다. 처음이라 긴장되는 마음을 지울 수 없었다. 하다못해 인터넷에서 '요가 강사 첫 수업'을 검색해 글과 영상을 찾아보기까지 했다. 그러다 만난 한 문장으로 여태껏 수업에서 도움을 받고 있다.

'아무도 내가 처음인지 모른다. 그저 그들은 한 시간의 좋은 시간을 보내고 싶어서 온 것이다.'

첫 수업을 준비하면서 긴장감에 매몰돼 내가 요가를 좋아하게 된 순간을 잠시 잊고 있었다. 한 시간 동안 선생님의 지도에 따라 온전히 나에게만 집중하고 나면 매트에 오르기 전 나를 괴롭히던 고민과 화가 스르르 풀려있었다. 이런 좋은 순간을 기대하며 요가원에 온 것이기에, 그저 온전히 그 시간에만 집중하게끔 하면 된다.

많이 걱정하고 준비했던 요가 강사로서의 첫 시간은 다행히 모자라지도 넘치지도 않게 끝났다. 사바아사나(송장자세) 시간에는 내가 가장 좋아하는 향을 묻혀드리고, 좋아하는 음악을 틀고, 조금이나마 피로가 풀리게 목과 어깨 마사지를 해드렸다. 이 시간만큼은 내가 좋아하는 노래를 틀고 싶어 인도풍의 요가 음악 대신 영화 「어바웃타임」 OST와 박효신의 「숨」을 틀었다. 내가 행복했던 만큼 수강생분들에게도 그 감정이 전달되었길.

내가 좋아하는 것을 남과 나누는 것은 역치가 높은 행복한 경험 이었다. 한번 맛본 이상, 한 번으로 끝날 것 같지 않은 강렬한 경험.

퇴사 후 요가 매트 들고 세계여행

1. 회사원 말고 다른 길은 없을까?

스무 살부터 내내 적성에 맞는 일을 찾고 싶은 강박이 있었다. 무엇을 좋아하는지 알고 싶어 학과 공부보다 이런저런 대외활동을 기웃거렸다. 꽤 치열한 대학 시절을 보냈지만, 마지막 학기까지 취업이 되지 않았다. 결국 한 학기 졸업을 유예하고 또 다른 대외활동을 하려던 차에 운 좋게 탈락했던 회사에서 한 달 후 추가 면접 기회를 얻었다. 막차를 타고 그토록 선망하던 회사원이 됐다. 임원까지 달고 싶은 속내를 가지고 정년퇴직을 다짐하며 이런저런 사내

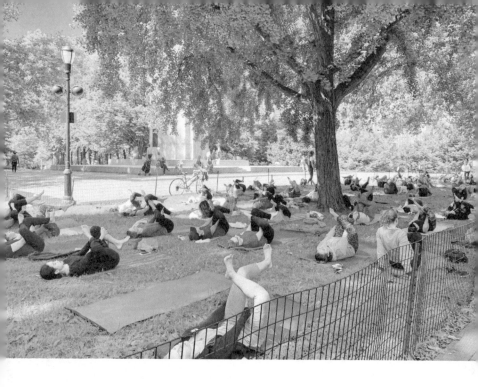

모임과 회식에도 열심이었다. 그러나 삶은 호락호락하지 않다.

그토록 원했던 외국계 기업 마케팅 직무로 사회생활을 시작했지만, 시시때때로 크고 작은 불만과 화가 파도처럼 밀어닥쳤다. 사회 초년생의 열정과 총기가 사라진 자리에는 권태와 무기력함만 남았다. 같은 일을 5년 넘게 하다 보니 지금 하는 일 말고는 할 수 있는 일이 없을 것처럼 느껴졌는데, 내 나이 아직 20대 후반이라는 점이 몸서리치게 두려웠다.

그런 와중에 길거리에서 받은 요가원 전단지를 계기로 요가에 빠진 것이다. 동트기 전에 출근하고, 달을 보며 퇴근하는 생활을 하며 쌓인 화와 근육통이 요가 매트에 앉으면 스르르 빠져나갔다. 하지만 다음날 출근하면 다시 제자리. 요가 하나만으로 권태의 늪에서 빠져나오기는 충분하지 않았다.

돌파구가 필요했다. 오랜 고민 끝에 막연한 꿈이었던 세계여행 카드를 꺼냈다. 또래들이 승진하고 집을 사고 좋은 차를 타며 앞으로 나아가는데, 반대로 커리어를 포기하고 모은 돈을 다 쓰는 선택을 했다. 무모해 보이지만 잠시 멈춤으로써 좋아하는 것과 회사 밖에서의 삶에 대한 힌트를 얻을 거라는 확신이 있었다. 운이 좋다면 잘하는 일도 알게 되는 기회가 될지도.

결국 입사할 때만 해도 평생직장일 줄 알았던 회사를 내 발로 나왔다. 소품 하나까지 공들여 샀던 신혼 세간살이와 전셋집도 정리했다. 20킬로그램에 육박하는 배낭과 요가 매트 하나를 어깨에 메고 남편과 함께 500일간 세계를 여행했다. 사회인의 의무와 책임없이 온전히 내가 하고 싶은 대로 시간을 보내기로 다짐한 채.

2. 덕업일치, 이번 생에 가능할까?

백수가 되어 여행하니 좋아하는 것만 해도 하루가 짧았다. 싫은 일은 하지 않아도 되고, 싫은 사람은 만나지 않아도 되는 자유가 꿈만 같았다. 느지막이 일어나 천천히 아침을 먹고 요가를 한 뒤, 카페에서 커피를 마시는 것으로 하루를 채웠다. 유명한 관광지에 가서 인증 사진을 찍는 것보다 현지인들과 호흡하며 요가할 때, 훨씬 더 밀도 높은 행복을 느꼈다. 일부러 '요가 여행'을 작정한 건 아니었지만, 의무 없는 시간이 주어지자 자연스레 요가로 내 하루가 채워졌다. 이것이야말로 좋아하는 게 아니고 무엇일까.

1년 이상 떠나는 장기 여행에서는 짐을 하나라도 줄여야 편하다. 그럼에도 요가 매트는 포기할 수 없었다. 일단 들고는 가되 언제든 짐이 된다면 버린다는 각오로 한쪽 어깨에 들쳐 멨다. 결국 그 파란 매트는 나와 함께 지구 한 바퀴를 돌아 다시 한국까지 왔다. 심지어 미국에서 접이식 경량 매트를 하나 더 구매해 두 개를 들고 다녔다.

파란 매트를 메고 여행한 태국, 발리, 인도를 비롯해 과테말라, 코스타리카까지. 세계 곳곳에 요가 천국이 있었다. 수업 비용은 현지 물가로 한국보다 절반 넘게 저렴하여 하루에 여러 번 들어도 부담이 없었다. 평소 수련하던 것과 다른 스타일의 수업을 마음껏 탐닉할 수 있었다. 시바난다 요가, 인도 우다이푸르의 도인 같은 할아버지 선생님과 함께 한 웃음 요가, 미얀마 바간의 무인도에서 바람을 온몸으로 느끼며 했던 명상 요가까지.

요가 수업을 찾는 것도 구글 검색 몇 번이면 어렵지 않았다. 한국

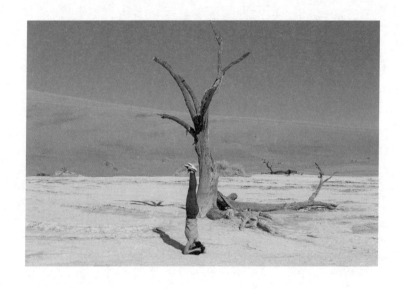

인이 많이 가는 태국이나 발리 이외의 도시에서는 구글 지도를 켜고 'yoga'를 검색한다. 근거리에 요가원이 검색되면 웹사이트에 접속. 수업료와 스케줄을 확인하고, 없으면 연락처로 연락해 원데이 클래스를 들었다. 반면 정보가 거의 없던 미얀마, 인도 우다이푸르 같은 곳에서는 전봇대에 붙어있던 전단지를 보고 무작정 찾아가기도 했다. 요가는 전 세계적으로 보편화됐고, 요가를 좋아하는 서양인도 많다 보니 거의 모든 도시에서 영어로 요가 수업을 들을 수 있어 큰 불편함은 없었다.

그렇게 아시아 11곳, 유럽 3곳, 아프리카 2곳, 미국 6곳, 중남미 6

곳으로 총 28개 도시에서 다채로운 요가를 경험했다. 그만큼 만난 선생님과 경험한 요가 스타일도 다양했다. 중간중간 혼자서 수련한 것까지 세면 50개 도시에서 요가를 했다. 누가 시키지 않았는데, 가는 곳마다 요가 수업을 찾는 내가 신기했다. 심지어 여행 난도가 높기로 악명높고, 물갈이를 할 것 같아 갈 예정에 없던 인도까지 요가 하나만 보고 갔다. (그랬던 인도가 좋아져 5주나 머물렀다!) 지금은 또 요가하러 인도에 가고 싶은 걸 보니 요가는 한두 해 하다 말 운동이 아님을, 평생 갈 친구가 될 수도 있겠구나 싶었다.

이렇게 요가로 회사 밖에서의 시간을 채우다 보니 좋아하는 것 하나는 확실히 알게 됐다. 나는 요가를 '잘' 하지는 못하지만 많이 좋아한다는 것을. 퇴사하고 요가로 채운 세계여행이 끝나고 나는 다시 회사원으로 돌아가는 대신 제주로 이주했다. 그리고 요가원을 열어 5년째 하게 되었다.

치앙마이에는 공원에서 선생님들의
재능 기부로 진행하는 요가 수업도 거의 매일 열린다.
마음만 먹고 준비만 된다면 어디서든 돈을 벌며
여행할 수 있는 디지털노마드가 될 수 있는 것이다.

part 2

요가하며 세계여행하다

생각은 적게 하고 더 많이 느끼기

500일의 세계여행 대망의 첫 도시는 태국 방콕으로 정했다. 미리 여행 계획을 세우지 않는 스타일이라 방콕에 도착한 첫날 숙소에서 요가 수업을 찾아봤다. 전 세계 여행자들이 가장 많이 찾는 도시 중 하나지만, 아직 발리처럼 요가가 많이 상업화되진 않은 느낌이었다. 문제는 가격이었다. 기대한 동남아 물가 수준이 아니었다. 1회 권이 만 오천 원에서 비싸면 이만 원 이상이었다(2018년 기준). 남편과 둘이 들으면 두 배라 매일 듣기엔 부담스러웠다. 글을 쓰는 지금 돌아보면 한국의 절반 가격인데, 당시에는 세계여행 초반이라 매일 가계부를 쓰며 10바트(당시 환율로 350원)도 신경 쓰던 때였다.

한국인들이 많이 찾는 요가원은 서너 개 정도로 추려졌다. 요가 엘리먼츠(Yoga Elements), 요가티크(Yogatiq), 그리고 아쉬탕가 요가센터(Ashtanga Yoga Center in Bangkok). 그중 요가티크를 선택해 두 번을 갔다.

멀리서도 보이는 코발트블루 색상의 쨍한 건물 전체가 요가원이었는데, 입구부터 전문적인 느낌이 물씬 풍겼다. 캐나다에서 온 요기니들이 만든 곳이라 일단 의사소통이 쉬웠다. 낮 기온 33도에 육박하던 방콕의 무더위에도 에어컨은 없었지만, 선풍기와 창을 통해 불어오는 바람에 덥지 않게 수련할 수 있었다. 무엇보다 지금까지 다녀본 요가원 중 시설이 가장 좋았다. 요가원 기본 매트가 무려 '만두카'였다. (만두카는 기본 라인이 십만 원부터 시작한다. 요기니들 사이에서 '매트계의 샤넬'이라고 불리곤 한다.) 각자에게 제공되는 땀 수건이 놓여 있는 것도 좋았고, 미리 블록과 스트랩을 준비해 각자 매트 앞에 둔 것도 신선한 충격이었다. (그간 내가 다녔던 한국 요가원에서는 접하지 못한 풍경이었다.)

첫 수업은 빈야사 플로우 수업이었다. 딱 봐도 긍정적인 에너지가 넘쳐 보이는 다라니(Daranee) 선생님이 수련실에 들어오셨다. 수업 시작 전 일일이 매트 사이를 돌아다니며 우리처럼 처음 온 이들에게 '요가 수련 경험, 어디 아픈 곳은 없는지' 등을 살갑게 물어봤다. 수건과 소도구를 미리 준비해 둔 마음부터 모두를 아우르기 위

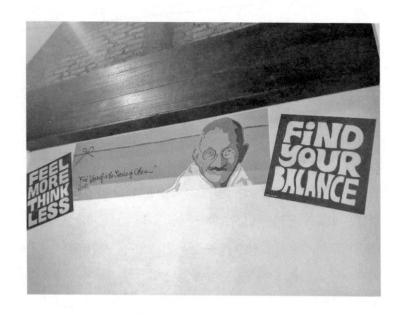

한 배려까지 전해져 마음이 몽글해졌다. 그리고 수업 내용도 알찼고 만족스러웠다. 당연하게도.

함께 수업을 들은 이들의 에너지도 참 좋았다. 탄탄한 몸의 금발 머리 요기니부터 무척이나 유연하던 일본인과 중국인 요기니들, 그리고 뻣뻣해도 누구보다 열심히 땀을 뻘뻘 흘리며 하던 몇 명의 남자 수련생들까지. 이토록 다양한 국적의 사람들과 요가로 함께 엮여있다는 사실이 짜릿했다. 사원을 가고 유명한 식당에서 전통 음식을 먹은 것도 좋았지만, 이것이야말로 진짜 여행을 하는 느낌이었달까? 한국이 아닌 곳에서 처음 들어보는 요가 수업이라 긴장됐으나, 역시 요가에서 언어는 큰 장벽이 되지 않았다. 잡생각이 들어올 틈이 없이 휘몰아치는 시퀀스에 땀을 훔쳐 내기 바빴다. 사바아사나에 들어서자 그제야 여행 중에 요가를, 그것도 방콕에서 요가를 했다는 사실에 마음이 풍요로워졌다.

요가는 다리를 얼마나 많이 찢고, 허리를 어디까지 꺾는지 자랑하는 게 아니다. 수련하는 내내 몸에 귀를 기울이며 허락하는 만큼, 딱 거기까지만 가면 된다. 하지만 보통 적정한 정도를 모르는 게 문제라 부상을 입곤 한다. 그래서 좋은 선생님과 수련하는 게 필요한 거다. 수업 전에 지도자가 대화로 컨디션을 파악하고, 수업 중에는 적절한 핸즈온으로 도움을 주어야 한다. 이날의 경험 덕분에 8년이 지난 지금까지도 수업을 할 때마다 먼저 컨디션과 부상 여부를 살피곤 한다.

첫날 수업에 대만족한 나머지, 방콕의 다른 요가원보다 요가티크의 다른 수업이 궁금한 마음이 커져 또 갔다. 이번에는 시바난다 요가(Sivananda Yoga)였다. 열두 개 아사나를 기본으로 호흡에 조금 더 집중하는 수련인데, 한국에서는 쉬이 접할 수 없는 수업이었다. 두근거리며 매트에 앉아 몸을 풀고 있으려니, 수련실 문을 열고 통통한 선생님이 들어왔다. 요가 강사라고 하면 의례 떠오르는 모습과는 조금 달라 수강생인 줄 알았다.

그러나 수업이 시작되고 '옴 찬팅'('om'을 길게 세 번 외친다. 종교적인
이유로 꺼리는 이들도 있으나 특히 요가 종주국 인도에서는 수업 전과 후에 항상 옴
찬팅을 했다)을 시작하자마자 선생님의 단전에서 나오는 목소리에 압
도당했다. 동굴에서 울리는 듯한 깊고 단단한 소리로 수업을 연 그
녀는 어려운 아사나도 척척, 호흡의 깊이까지 감히 범접할 수 없는
내공이 보였다. 선입견으로 첫인상을 판단한 한 시간 전의 나를 매
우 반성하며 연신 땀을 훔치기에 바빴다.

'생각은 적게 하고 더 많이 느끼는 것. 내 안의 균형을 찾는 것.'

요가원 한쪽 벽에 간디 그림과 함께 적혀있는 문구가 내내 맴돌
았다.

수련하는 시간 동안은 생각이 비집고 들어올 틈이 없다. 선생님
의 지도에 따라 아사나들을 수행하고 자꾸 흩어지는 호흡을 데려
오려 신경 쓰다 보면 잡생각의 틈이 없다. 그저 느낄 수밖에 없다.
생각 스위치를 끄고 몸과 호흡에만 집중하면, 사회생활을 하며 쌓
인 독소들이 자연스레 빠져나갔다.

그렇다. 요가는 유연해지기 위해서가 아니라 몸을 돌보는 와중
에 마음 작용을 조절하는 명상인 것이다. 요가와 함께인 퇴사 여행

을 통해 생각은 적게, 감정은 더 많이 느끼며 내 삶의 균형을 잡고 싶다.

요가티크(YogaTiq)

+ **주소:** 116/8 Sukhumvit Soi 23, 4th Floor,Klong Toei Nuea, Wattana, Bangkok, 10110
+ **가격:** 1회 500바트(한화 21,000원)
+ **홈페이지:** yogatiquebangkok.com

디지털노마드의 가능성,
치앙마이에서 스카우트 당하다

　태국 북쪽 산간에 있는 작은 도시 치앙마이는 디지털노마드의 성지다. 요가가 보편화된 서양에서 많이 찾다 보니 그만큼 요가 수업도 많고, 거의 모든 수업은 영어로 진행된다. 관광지에는 관심이 없고 카페 탐방과 요가 수업 두 가지가 낙이었던 내가 치앙마이를 한 달살이 여행으로 점찍어 둔 건 필연이었다. 서울과 물가가 비슷했던 방콕을 떠나 치앙마이에 온 나는 물 만난 고기였다. 부담 없는 가격의 커피와 성수동 저리 가라 할 정도로 힙한 공간이 발에 채는데 요가 수업도 많다니! 매일 아침 요가를 하고 오후에는 카페로 향했다.

카페에는 사과가 그려진 노트북을 펴놓고 저마다 바삐 일하는 디지털노마드로 넘쳐났다. 다들 무슨 일을 저리 바쁘게 하는 걸까 늘 궁금했다. 나는 블로그 포스팅밖에 할 게 없는데! 요가를 하며 만난 에스토니아 친구는 개발자, 스페인 친구는 엔지니어라고 했다. 혹은 디자이너나 외주로 일을 하는 식이었다. 문과를 나와 이렇다 할 전문 기술이 없는 나는 하릴없이 블로그에 여행기를 쓰거나 여행 일정을 찾아봤다. 그래도 카페에서 노트북을 펴고 있노라면 디지털노마드가 된 기분이었다. 사실 퇴사하고 안식년으로 쉬기 위한 여행을 와서 일할 궁리를 하는 것도 웃겼다. 일 고민은 제쳐두고 좋아하는 요가나 실컷 하기로 했다.

한적한 주택가를 걷다 육중한 나무 문을 열고 들어가면 주황 해먹이 반겨주는 사트바(Satva) 요가 스튜디오가 나온다. 오픈 스튜디오와 다채로운 색감의 요가원 분위기는 단번에 내 마음을 훔쳤다. 말이 좋아 야외지, 차가 지나갈 때마다 매연 냄새도 나고 쉴 새 없이 모기들이 달려들었지만, 개의치 않았다. 치앙마이에서 처음 가본 요가원에서 바로 5회권을 결제했다.

민머리에 다부진 몸으로 고수의 아우라가 느껴지는 30년 경력의 프레디 선생님과 태국인 여자 선생님 민, 두 커플의 발랄한 포메라니안 해피와 함께 꾸려가는 공간은 가족적인 분위기라 좋았다. 이곳에는 압도적으로 한국인들이 많이 온다. 그래서일까? 두 선생님이 함께 아엥가 요가(Iyengar, 도구를 활용하여 바른 정렬을 찾는 요가 수련)를 가르치고 난 나머지 시간은 한국 선생님이 수업했다. 보통은 외국인들을 위해 영어로 하는데, 어느 날은 여덟 명 모두 한국인만 와서 한국어로 수업했던 기묘한 날도 있었다. 매번 갈 때마다 궁금했다. '도대체 영어가 서툰 한국인이 치앙마이에서 어떻게 요가를 가르치게 된 걸까? 구직했을까, 아니면 먼저 요가원에서 구인한 걸까?'

그런데 어느 날 나에게도 기회가 찾아왔다. 여느 날처럼 수업 후 남아서 안 되던 동작을 연습해 보고 있었다. 멀리서 지켜보던 프레

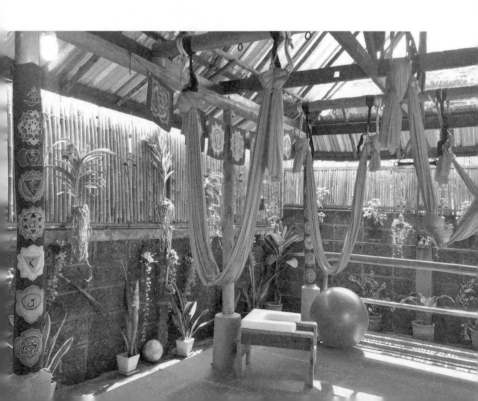

디가 물었다.

"혹시 요가 가르치니?"

"맞아! 내 와이프는 요가 자격증 있는 강사야."

옆에 있던 남편이 내가 답하기도 전에 덥석 말해주었다. 그러자 뜻밖의 말이 돌아왔다.

"치앙마이 언제까지 있어? 지금 하는 선생님이 한국 돌아가고 나면 와서 수업할래? 수업료는 몇 대 몇으로 나누는 방식이야."

와, 나 지금 스카우트 당한 거지? 남편의 불꽃 같은 외조 덕분에 그토록 궁금했던 치앙마이 요가 강사의 비밀을 알게 되었다. 나처럼 제안받았거나, 혹은 이곳의 시스템을 알고서 치앙마이에 오기 전에 미리 구직했을 수도 있겠구나. 만약 제안을 수락했다면 내가 선망하던 치앙마이의 디지털노마드가 될 수 있었는데. 아쉽지만 제안을 받은 날은 치앙마이 여행 마지막 날이었다. 디지털노마드의 기회는 날아갔지만, 퇴사 보험 삼아 따놓은 요가 지도자 자격증의 쓸모를 발견한 값진 해프닝이었다.

치앙마이에는 공원에서 선생님들의 재능 기부로 진행하는 요가 수업도 거의 매일 열린다. 마음만 먹고 준비만 된다면 어디서든 돈을 벌며 여행할 수 있는 디지털노마드가 될 수 있는 것이다. 개발자와 디자이너만 부러워할 게 아니었다. 평범한 문과생은 글렀다고 생각했는데, 뭐든 좋아하는 걸 하다 보면 기회는 도처에 있다는 것을 치앙마이에서 깨달았다.

사트바 요가(Satva Yoga)

+ **주소**: 19 Taewarit Rd, Tambon Chang Phueak, Mueang Chiang Mai
   District, Chiang Mai 50300
+ **가격**: 1회 300바트(한화 12,000원)
+ **홈페이지**: https://www.instagram.com/yoga_chiangmai/

요가하며 고정관념을 깨부수다

세계여행이 끝나고 현재 나는 5년째 제주에서 요가원을 운영 중이다. '요가베르데'라는 브랜드로 오천 명 이상을 만났다. 요가하며 세계여행을 했을 때 좋았던 경험들과 제주를 찾는 사람들에게 주고 싶은 가치를 버무려 지금의 일을 만들어 냈다. 가장 큰 영감을 준 것은 야외 요가였다. 아무 데서나 매트만 깔면 요가원이 될 수도 있다는 단순한 생각으로 창업을 했다.

다시 회사원 시절로 돌아가서. 퇴사하고 싶은 마음을 달래며 주말마다 지도자 자격증 과정에 매진하던 때, 연달아 베트남 나트랑과 일본 삿포로 여행 계획이 잡혔다. 숙제로 매일 수련하고 이를 인증해야 했다. 당장 경량매트를 사서 캐리어에 담았다. 그리고 숙소에 도착해 운동할 곳부터 물색했다. 덕분에 나트랑 바닷가에서, 삿포로 료칸 다다미방에서 얇은 수건 한 장을 깔고 요가를 하는 진귀한 경험을 했다. 이국적인 분위기에서 하는 요가의 기쁨은 배가 됐다. 특히나 다운 독(Downward facing dog 아래로 향하는 견상자세. 두 손으로 매트를 밀고 골반은 하늘로 들어 올려 다리 사이를 보는 자세)을 하면 바닥에 두 손을 짚고 고개는 아래에서 위로 향해 거꾸로 보이게 된다. 낯선 여행지를 뒤집어서 바라보면 경험의 차원이 달라진다. 야외 요가의 매력에 빠지고 나니, 가는 곳마다 요가 수업을 찾아내 요가 여행을 하게 됐다.

1. 뉴욕에서 온 포토그래퍼의 요가 수업

치앙마이에는 독특한 요가 수업이 있다. 공원에서 매일 선생님의 재능 기부로 자발적으로 열리는 요가 수업이다. 페이스북 페이지가 따로 있고, 미리 일정이 공지될 만큼 자율적이지만 체계적이다. 요가 매트가 없으면 공원 슈퍼마켓에서 매트 대용으로 나무 돗자리를 대여할 수 있어 부담 없이 참여할 수 있다. 우연히 공원을 지나다 수업하는 모습을 보고 돗자리를 빌려와 요가할 수도 있었다.

하루는 아크로(Acro) 요가에 참석했다. 2인 1조로 하나의 요가 동

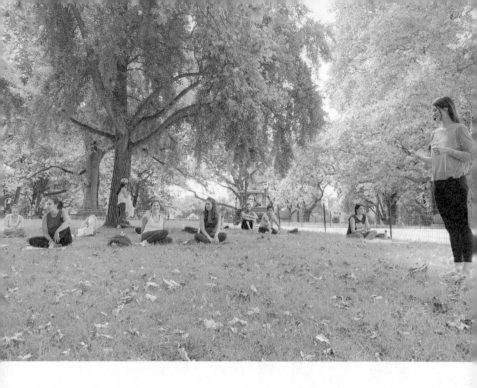

작을 만들어 내는 커플 요가인데, 이날 모인 사람들은 모두 범상치 않은 인상을 풍겼다. 전형적인 아일랜드 출신일 것 같은, 얼굴에 주근깨와 주홍색 머리카락이던 선생님부터, 족히 100킬로그램 이상은 돼 보이던 미국 남자, 키가 남편보다 머리 하나는 더 크던, 북유럽 출신으로 추정되는 걸크러쉬 여자, 'NYC Athletic' 티셔츠를 입고 있어 누가 봐도 미국인이던 키 크고 말랐던 남자, 남자친구는 러닝을 하러 가고 혼자서 수업에 들어온 베네수엘라 여자까지. 처음보는 다양한 이들과 아크로 요가 동작을 해나가는 것이 마냥 편할리만은 없었다.

"Next time. You do things different. We will laugh more. We will love more. You see the world. We just won't be so afraid." (다음 생에는 다르게 해보자. 더 많이 웃고, 사랑하고, 더 넓은 세상을 보고, 겁먹지 말자.)

좋아하는 영화의 한 장면이 떠올랐다. 영화 「Last Holiday」에서 주인공은 시한부 판정을 받고서 평범하게 백화점 주방기기 판매원으로 살던 일상을 떠났다. 버킷리스트였던 체코로 향했다. 음식을 복스럽고 맛있게 먹다 보니 일류 호텔 요리사와 친구가 되고, 하루에 삼백만 원이 넘는 스위트룸에도 머무른다. 카지노에서 잭팟을 터뜨려 하루에 1억 원이 넘는 돈도 벌게 된다. 그런 그녀가 거울을 보며 이렇게 독백한다. 죽기 전에야 진짜 삶이 무엇인지 깨달은 것이다. 인종, 성별, 학력 혹은 부와 관계없이 낯선 이들을 만날 때 가장 중요한 건 열린 마음이 아닐까. 겉모습으로 판단하지 않고, 나를 다른 이들이 어떻게 바라볼지 너무 신경 쓰지 않는 것. 좀 더 넓은 세상을 보기 위해 필요한 건 겁먹지 않는 깡이다.

이른 아침 해가 비치는 공원에서 열린 마음으로 아크로 요가를 하러 모인 사람들만큼 열린 사람들이 또 있을까. 이들과 한 시간 넘게 함께하며 내가 수련한 건 어쩌면 몸이 아니라 마음이었는지도. 하루하루 꾸준히 운동하다 보면 몸에 근육이 붙듯이 마음도 조금씩 열릴 것이다. 수업이 끝나고 알게 된 충격적인 사실. 수업을 이끈 선생님 직업은 요가 강사가 아닌 뉴욕에서 온 포토그래퍼였다. 또 한 번 고정관념으로 사로잡힌 마음이 열리는 순간이었다.

2. 노숙인과 요가하기

이왕 열린 마음을 갖기로 마음먹은 김에 노숙인과도 요가를 하게 됐다. 치앙마이는 재능 기부 형식으로 공원 요가를 했다면 뉴욕은 그냥 무료였다. 조금만 손품을 팔면 매주 브루클린, 맨해튼 등 다양한 지역의 공원에서 무료 수업 정보를 찾을 수 있었다. 그만큼 보편적이라 남녀노소, 노숙인까지 모두 잔디밭에서 요가를 했다. 한국의 공원에서 요가를 하면 지나가며 다들 한 번씩 신기하게 쳐다보는데, 뉴욕에서는 관심도 없었다. 한껏 자유로운 기분이었다.

뉴욕에 있는 한 달간 주말마다 공원에서 요가를 했다. 브루클린 포트그린 공원, 맨해튼 42번가 마천루 사이에 있는 브라이언트 공원, 그리고 유명한 센트럴파크만큼 컸던 프로스펙트 공원에서 원더러스트(Wonderlust, 세계적인 요가 축제로 한국에서도 한다)에 참여했다. 한국으로 따지면 판교 테크노밸리 같은 인더스트리 시티(Industry city)의 인조 잔디 위에서 요가를 하기도 했다.

야외에서 요가를 하면 내가 있는 곳을 오감으로 느낄 수 있다. 바

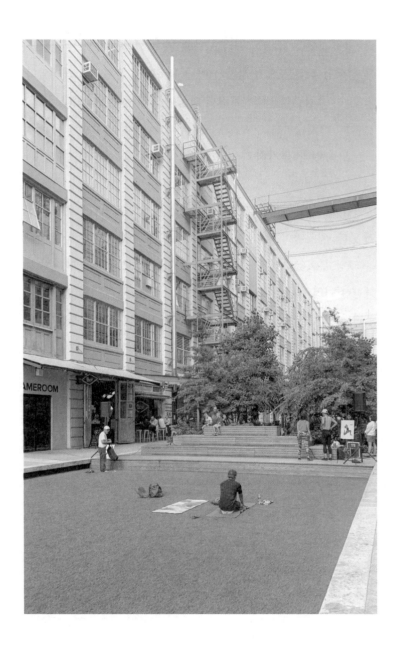

행복은 살 수 없지만 요가는 할 수 있어요

람, 햇볕, 그리고 공기까지 모든 게 좋다. 풀밭 위는 푹신하고 따뜻하다. 몸을 낮춰 풀과 시선을 맞추고 몸을 접었다 펴면 세상을 다 가진 것처럼 마음이 넉넉해진다. 매트 위로 개미나 벌레가 올라오는 일이 다반사다. 매트 바깥으로 삐져나온 손과 발에 흙이 묻기도 한다. 뉴욕에는 요가 매트 없이 그냥 풀밭 위에서 요가하는 사람이 꽤 많았는데, 옷과 발이 더러워지는 것에 전혀 개의치 않았다. 심지어 태어난 지 6개월도 채 안 돼 보이는 아이를 유모차에 눕혀두고 그 옆에서 크롭티와 레깅스를 세트로 갖춰 입고 요가를 하던 날씬한 엄마도 있었다. 중간에 아이가 칭얼대면 동작을 멈추고 아이를 달래며 다시 따라오길 반복하더니, 마지막 사바아사나까지 끝까지 해냈다. 남편은 그새 공원을 뛰다 왔는지 숨을 헐떡이며 나타나 옆에서 함께 요가를 하더니 수업이 끝나고 유모차를 끌고 사라졌다. 아이와 함께는 요가 수업을 들을 수 없다는 편견을 깨부순 장면이었다.

아기 엄마보다 강렬했던 건 노숙인과의 요가였다. 브루클린의 힙한 상업지구인 인더스트리 시티 한가운데 있는 인조 잔디밭에서 선셋 요가 수업을 들었다. 집결 장소에 일찍 도착했는데, 한눈에 봐도 길에서 생활한 흔적이 역력한 아저씨가 맨 앞에 자리를 잡고 있었다. 요가 매트를 깔고 수업 한참 전부터 스트레칭을 하고 있었다. 낡고 더러워 보였으나, 리바이스 청바지를 입은 그는 중년의 몸치고 꽤 유연했다. 한두 번 해본 솜씨가 아닌 것 같았다. 설마 했으나 하필 그의 옆자리는 내가 당첨됐고, 수업 90분 동안 진한 그의 향기를 피할 길이 없었다. 아마도 서울에서의 나였다면 매트를 들고 자리를 옮겼을 것이다. 하지만 여기는 뉴욕이니까. 열린 마음으로 다양한 환경에 나를 노출하러 떠나온 여행이니 꾹 참고 요가에만 집중했다.

갖춰진 스튜디오가 아닌 야외에서 만난 매트 안의 세계는 평등했다. 매트 바깥의 세계는 다를지 몰라도, 요가를 하는 순간에는 직업, 성별, 나이, 국적 모든 게 상관이 없어진다. 어린아이를 돌봐야 해서 요가를 못 하는 게 아니라, 유모차를 옆에 세워두고 하면 되는 거였다. 집 대신 길에서 생활할지라도 요가는 할 수 있는 것이었다. 아무나, 아무 데서나 할 수 있는 요가를 더욱 진지하게 즐겨보고 싶어졌다.

치앙마이 공원 요가(Yoga in the Park)

+ **주소:** Nong Buak Hard Public Park, Chianmai
+ **가격:** 무료(기부금)
+ **홈페이지:** https://www.facebook.com/groups/289951174859604/

인더스트리 시티 요가(Industry City Yoga)

+ **주소:** 220 36th St, Suite 2-A, Brooklyn, NY 11232
+ **가격:** 무료
+ **홈페이지:** https://industrycity.com/events/

요가와 자본주의가 만났을 때

요가와 상업화. 왠지 요가는 비상업적이어야 할 것 같다. 양극단에 있어야 할 것 같지만 요가 산업도 자본주의로 돌아간다.

1. 어서 와, 발리에서 요가는 처음이지?

요가 좀 하는 사람이라면 한 번쯤 발리를 꿈꿀 것이다. 영화 「먹고, 기도하고, 사랑하라」에 나와 유명해진 발리 덴파사르 공항에서 한 시간 거리에 있는 우붓은 요가인의 성지다. 나 역시 우붓에서 한 달살이를 하며 요가를 원 없이 했다. 1박에 2만 원이면 상다리가 부러지도록 건강한 음식으로 조식을 차려주고, 초록초록 조경이 잘 된 숙소에서 잘 수 있다. 아침에 일어나면 배불리 조식을 먹고, 스쿠터를 타고서 요가를 하러 간다. 논밭 전망의 카페에서 스무디볼이나 비건 음식을 먹고, 카페에서 디지털노마드 혹은 레깅스를 입고 있는 사람들 사이에서 노트북을 켠다. 오후에 요가 수업을 한 번 더 듣거나 숙소 근처에서 사테에 빈땅 발리 맥주를 마시면 하루가 간다. 비건 음식조차 맛있고 어여쁘게 차려내는 발리는 아름답고 영민하다.

마치 영화를 테마로 짜인 마을 같을 정도로 본인의 매력이 뭔지 알아 그에 합당하는 비용을 요구한달까. 요가는 상업화된 하나의 관광상품 같았다. 장범준 덕에 밤바다 명소가 된 여수처럼, 줄리아 로버츠 덕분에 요가 성지가 된 먹고 요가하며 지내기에 최적화된 곳이었다.

우붓의 요가 스튜디오들은 기업처럼 움직인다. 한국인들에게 유명한 두 곳, 요가 반(Yoga Barn)과 래디언틀리 얼라이브 요가(Radiantly Alive Yoga)는 요가 수업은 물론 지도자 과정, 숙소와 비건 식당까지 운영한다. 하나의 요가 공동체다. 한국어로 된 정보가 많다는 건 그만큼 많은 이들이 다녀갔다는 이야기지만, 전체 요가 인구로 보면 한국인은 극히 일부다. 미국, 호주, 유럽인들이 훨씬 많았다. 수요가 많은 만큼 요가원 입장에서도 돈을 벌 기회가 많을 것이다.

　상업화된 게 보이지만 싫지 않았다. 오히려 편리했고 깔끔했다. 요가, 음식, 물가까지 삼박자가 맞아 체류 기간을 한 달까지 계속 늘렸다. 상업화된 게 온몸으로 느껴지지만, 미워할 수 없는 치명적인 매력이 있다. 온통 푸르른 풀과 나무에 덮여있는 스튜디오에서 다국적 요기니들과 자연스럽게 어우러지는 시간 동안 내 몸은 초록으로 물들었다. 연중 따뜻한 온도에 자연 속에서 호흡하는 기분은 무엇과도 비교할 수 없다. 가끔 옴짝달싹 못 할 만큼 폭우가 내릴 때도 있지만, 그 나름대로 매력 있었다. 매트 위로 개미가 기어

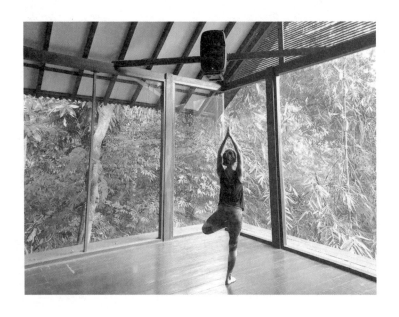

올라오는 건 다반사. 천장과 벽을 타고 다니는 작은 도마뱀 찐짝과도 함께 한다. 이들과 공존하는 자연 친화적인 환경은 너무 덥거나 춥고 미세 먼지가 많은 한국에서 쉽게 만날 수 없다.

2. 홍콩 마천루를 보며 요가하기

상업화하면 빼놓을 수 없는 홍콩. 언제 가도 좋은 홍콩을 다시 찾았다. 겨울에도 따뜻하고 날씨가 좋은 홍콩은 걸음을 내디딜 때마다 감탄사가 절로 나왔다. 높은 체류비에 주어진 시간은 2박 3일뿐이었지만 요가 수업을 찾아봤다. 제일 많이 나오는 곳은 퓨어 요가(Pure Yoga). 홍콩의 중심지라고 할 수 있는 센트럴에 있는 화려한 쇼핑몰을 걷다 보면 큰 요가 광고판을 계속 마주치는데, 모두 퓨어 요가였다. 이후 홍콩에서 만난 두 친구 모두 이곳을 다니고 있었다. 홍콩 거주자는 1회를 공짜로 클래스를 들을 수 있지만, 나 같은 여행자는 1회에 당시 환율로 한화 5만 원을 내야 들을 수 있었다. 홈페이지에 체험 신청을 올렸는데, 답장이 없었다.

"퓨어 요가 가보고 싶은데, 조금 비싸서 갈까 말까 고민 중이야."
"어? 나 거기 다니는데! 잠깐만 기다려 봐."
홍콩에서 일하는 친구와 점심을 먹다 요가 이야기가 나왔다. 곧이어 앱을 켜 몇 번 버튼을 누르더니 대신 예약을 해주었다. 심지어 홍콩 마천루가 보이는 페닌슐라 오피스타워(Peninsula office tower) 지점이 제일 좋으니, 여기로 예약했다는 배려와 함께. 점심도 사주고 요가도 무료로 시켜주는 멋진 친구 덕분에 홍콩의 빛나는 경치를 마주하며 요가하는 값진 경험을 했다. 수업을 다 듣고 세계여행을 접고 홍콩에서 취업할까 잠시 고민할 정도로 황홀했다.

퓨어 요가는 지금껏 가본 곳 중에 가장 규모가 컸다. 요가가 이렇게 상업화될 수 있다는 게 충격적이었다. 비싼 값 하는 전망과 시설, 그리고 자체 제작한 요가 상품도 판매 중이었다. 홍콩뿐만 아니라 뉴욕, 상하이 등 내로라하는 비싼 도시에도 지점이 있었다. (홍콩에서 주식 상장도 준비 중이라고 했는데!) 탈의실은 한국의 찜질방 저리 갈 정도로 넓었는데, 평일 저녁 6시 클래스가 되자 꽉 찼다. 수련실도 열 개 이상이었고, 매트는 'Manduka by Pureyoga'가 각인됐다. 가장 큰 충격은 수업 후 청소부들이 밖에서 대기하고 있다가 일사불란하게 수련실에 들어와 대걸레로 매트 위를 물청소해 버리는 모습이었다. 보통은 물티슈나 수건으로 닦는데, 대걸레로 닦는 풍경은 여태껏 한 번도 보지 못했다.

이렇게 요가와 자본주의가 만난 모습은 또 하나의 즐거운 경험이 됐다. 해 질 녘 홍콩 마천루를 보며 요가를 하는 경험은 5만 원을 냈더라도 아깝지 않았을 거다. (그로부터 3년 후, 제주에서 요가 클래스를 열며 나도 5만 원 정도로 가격을 정했다. 막상 운영해 보니 각종 비용과 세금 때문에 마냥 싸게 할 수가 없다.)

상업화된 요가 수업의 효용을 누리며 수련하는 생활은 대체로 만족스러웠으나, 마음 한편에 해소되지 않는 갈증이 있었다. 조금 불편하지만 진짜 요가의 정수를 맛보고 싶다는 갈망. 그렇지만 나 같은 외국인도 쉽게 요가를 할 수 있는 곳은 또 없을까?

그렇게 계획에 없던 요가의 발원지 인도에 가게 되었다.

퓨어 요가(Pure Yoga) Peninsula Office Tower

✦ **주소:** 14/f, The Peninsula Office Tower, 18 Middle Road, Tsim Sha
   Tsui, Kowloon, Hong Kong(홍콩에만 총 10개 지점이 있음)

✦ **가격:** 1회 350HKD(한화 6만 원)

✦ **홈페이지:** https://www.pure-360.com.hk/

요가의 발원지 인도에서 요가하기

　나에게 인도 여행은 설렘보다 숙제였다. 요가하는 사람이 세계여행을 하며 인도에 안 간다면 내내 후회로 남을 것 같았다. 인도 여행의 무수히 많은 카더라 통신과 악명, 예컨대 배앓이를 한다거나 길가에 널려있는 소똥, 무질서함, 사기꾼 등에도 불구하고 발리에서 뉴델리로 향했다. 언제든 탈출하기 위해 편도 티켓만 산 채로.

　기대보다 걱정이 컸던 인도의 첫인상은 '춥다'였다. 2월의 북인도는 무척 추웠다. 하필 밤에 공항에 도착했는데, 리시케시로 가는 비행기는 다음 날 아침에야 있었다. 갖고 있던 가장 두꺼운 옷들을

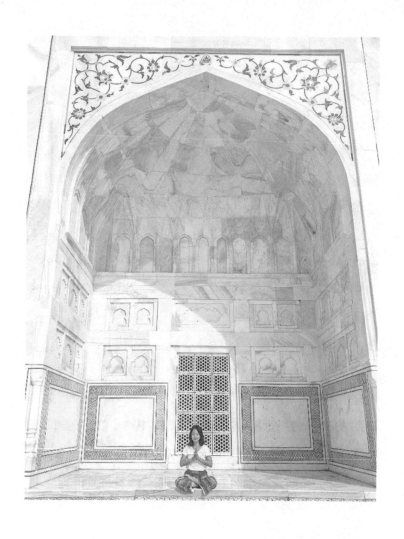

모두 껴입고 공항에서 노숙을 했다. 라운지를 전전하며 어찌저찌
잘 버텼다. 아침 해가 떠오르자 리시케시로 향할 수 있었다. (인도 여

행의 난도를 높이는 잦은 연착과 쾌적하지 않다는 기차 여행을 거의 하지 않았다. 다른 나라에서 아낀 경비로 인도에서는 교통비와 숙박비에 마구 썼다.)

비행기도 연착할 줄 알았는데 예상외로 제시간에 도착했다. 호객 행위와 사기꾼도 없었다. 요가 마을이라 그럴까? 당연히 몇 시간은 늦을 줄 알았는데, 제때 도착해 버려 체크인 시간까지 몇 시간이 남았다. 호스텔 로비에서 죽치고 앉아 컵라면도 먹고 잠도 자며 시간을 보냈다. 짐을 풀고 나서야 드디어 제대로 인도 땅을 밟았다. 예상보다 거리에 소똥은 덜 있었고, 맛있는 음식은 많았다. 길가를 활보하는 소와 개만큼 요가와 명상을 하는 요가 수업도 많은 곳이 리시케시였다. 리시케시의 길가에는 마치 대학로에 연극 포스터들이 범람하는 것처럼, 요가 수업 포스터들이 휘날렸다. 걱정이 무색하게 첫날부터 신이 났다.

막상 내가 경험한 인도는 즐거운 것들로 발에 채는 곳이었다. 갠지스강을 바라보며 물멍하기, 천 원 남짓의 차이 티를 마시며 노닥거리기, 매일 요가 수련 전후로 석류 착즙 주스 마시기 등, 요가를 하지 않아도 충분히 매력적이었다. 그래서 우리는 아쉬람(영화 「먹고, 기도하고, 사랑하라」에서 여주인공이 머물렀던 합숙소 같은 곳)에 들어가지 않았다. 좋아하는 것만 하려고 퇴사까지 하고 떠나온 여행인데, 굳이 새벽부터 저녁까지 엄격한 규율에 맞춰 생활하는 아쉬람에는 가고 싶지 않았다. 다른 도시를 여행하는 것과 마찬가지로 깔끔하고 가

성비 좋은 숙소를 손품 팔아 잡았다. 요가 수업은 하루에 하나만 들었다. 아쉬람 비용은 인도 물가를 훨씬 웃돌 정도로 비쌌는데, 자유여행을 하니 경비도 크게 들지 않았다.

이제 인도에 온 이유인 요가를 해보자. 숙소 근처 아쉬람에서 원데이클래스를 들을 수 있다길래 첫 수업을 들어갔다. 시멘트 건물에 적막함이 감돌았다. 수업은 특이했지만, 기대에 못 미쳤다. 다시한번 아쉬람은 가지 않기로 했다. 다음 날은 한국 블로그에 많이 나오는 요가원에 가봤다. '아쉬탕가 빈야사' 수업을 이끈 인도 남자 선생님의 경외감이 느껴지는 시연에 입이 떡 벌어졌다. 다음 날 참여한 하타요가 수업에서는 '옴 찬팅'의 정수를 경험했다. 수업 후둥글게 빙 둘러앉아 '아-오-움-'으로 발음하는 '옴' 발음부터 잡아주었다. 나, 가족 그리고 모두의 평화를 염원하는 '샨티'에 대해서도 알려주었다.

하루는 늦잠을 자는 바람에 원래 가려던 곳 대신 길을 걷다 'drop-in' 간판을 보고 아무 수업에 들어갔다. 계단을 오르는데 기분이 싸했다.

'수업은 어디서 하는 거지? 어둠의 소굴로 들어가는 느낌인데?'

범죄 영화에서 나올 것 같은 스산한 분위기에 꼭대기까지 올라갈 때도 인기척이 없었다. 설마 여기인가, 반신반의하며 옥탑방 문을 열었다. 담요를 두르고 서양 남자가 한 명 앉아 있었다. 5초 정

도 다시 나갈까 고민하다 그의 옆에 매트(라기보다는 그냥 담요)를 깔고
앉았다. 인기척을 느낀 그는 누군가에게 전화했고, 얼마 지나지 않
아 푸근한 아주머니 한 분이 들어오셨다.

수강생이 아닌 선생님이었던 아주머니는 부지불식간에 수업을
시작하셨다. 워밍업부터 하는데, 마치 요가라기보다 체조 같았다.

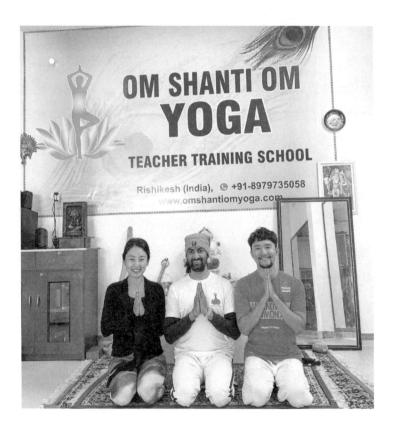

새천년 체조 혹은 힌두교 부흥회 그사이 어딘가의 몸짓이었다. 옆에 있던 유일한 수강생마저 없었다면 무서웠을 텐데, 다행히 갈수록 수업은 좋아졌다. 세 명밖에 없으니, 모두의 자세를 봐주고, 계속 얼굴에 웃음을 띠고 마치 친구 딸처럼 예뻐해 주셨다. 수업이 끝나니 왠지 수업료를 기부해야 할 것 같은 분위기였다. 쭈뼛대다 둘이서 이 동네 시세보다 살짝 저렴한 500루피(한화로 8천 원 정도)를 드렸다. 옆자리 남자는 그냥 나갔지만.

그리고 다음 날, 방황의 종지부를 찍는 최고의 선생님을 만났다. 마음에 드는 수업을 찾아 매일 다른 곳을 헤매길 사흘째, 드디어 인도에서 기대에 부응하는 요가 선생님을 만났다. 블로그에는 정보가 하나도 없었지만, 매일 다니는 거리 1층에 큼지막하게 영어로 시간표와 수강료가 쓰여있었다. 그중 유독 한 사람 이름 앞에 별 표시가 있는 게 눈에 띄었다. 다른 선생님들은 그냥 새미, 제니 이렇게 이름이었는데, 그분은 이름 앞에 호를 붙이듯 'Yogi Dinesh'라고 쓰여있었다. 그가 이곳의 간판 강사구나! 냉큼 수업에 등록했다.
아침 9시에 열리는 그의 하타요가 수업을 듣고 나오며 바로 추가 5회권을 결제했다. 그는 늘 5분씩 수업에 늦었지만, 작은 단상 위에 향을 피우고 절하는 루틴을 빼놓지 않았다. 지각에도 당당하고 경건하게 루틴을 지키는 모습도 수업의 일부였다. 매일 다른 시퀀스로 몸을 열고, 초보부터 숙련자까지 모두에게 도전적인 아사나를 알려주었다. 요가가 처음이라는 사람에게도 첫날부터 물구나무서기를 시켰다. 웬만한 내공으로는 그렇게 할 수 없단 걸 알기에 더 존경스러웠다. 한 명도 포기하지 않고 유쾌하게 수업을 풀어나가는 여유까지. 이분에게 한 달만 배워도 확 늘 것 같은데, 남은 시간이 얼마 없어 야속했다.

　이렇게 매일 다른 요가 수업을 접하며 리시케시에 물들어 갔다. 인도에 온 것부터 기적인데, 의도치 않게 간헐적 단식과 채식도 하게 됐다. 아무리 리시케시가 인도에서 안전한 축에 속한대도 해가 지면 외출을 하지 않았다. 자연스레 저녁을 일찍 먹었고, 아침에 요가 수련을 하고서야 밥을 먹으니 16시간 공복을 지켰다. 또한 갠지스강 반경 200미터로 육류 반입이 안 되는 리시케시에서는 무조건 채식을 해야 했다. 과연 보름 동안 육식을 안 할 수 있을지 걱정했으나 기우였다. 비건 베이커리, 신선한 과일이 듬뿍 올려진 뮤즐리, 게다가 한식당까지! 육식의 빈자리는 촘촘히 채워졌다. 공복 중에도 크게 허기가 지지 않았고, 고기 생각도 안 났다. (참고로 나는 '삼시세 끼는 무조건 먹어야 한다'라고 생각하는 사람 중 하나다.) 요가로 비우고 건강하게 채우는 리시케시 생활이 꽤 마음에 들었다. 나의 편협했던 요가의 세계는 점점 넓어져 갔다. 보름도 너무나 짧게 느껴질 정도였다.

옴샨티옴 요가(Om Shanti Om Yoga)

+ **주소:** Om Shanti Om Yoga Ashram, Baba Balak Nath Road,
   Tapovan, Rishikesh, Uttrakhand, 249192
+ **가격:** 1회 200루피(한화 5천 원)
+ **홈페이지:** www.omshantiomyoga.com

마이솔에서 아쉬탕가 '안' 하기

인도에 오면 안 되던 아사나도 척척 될 줄 알았다. 하지만 그런 기적은 일어나지 않았다. 오히려 뼈가 시릴 정도로 추웠던 인도의 난방도 없는 요가원 바닥 위에선 몸이 굳어 잘 되던 동작마저 되지 않았다. 인도에 오면 요가 고수가 되거나 인생을 깨우칠 줄 알았는데, 그런 요행은 접어두기로 했다.

북인도 리시케시를 떠나 남쪽 우다이푸르로 넘어왔다. 인도인들이 신혼여행으로 많이 온다는 아름다운 도시는 무려 뚝배기에 라면을 끓여주는 한식당이 있었다. 심지어 압력솥 밥에 닭볶음탕을 요

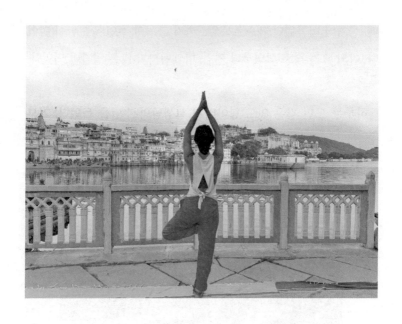

리하는 곳도 있었는데, 놀라운 건 모두 인도인이 요리한다는 사실.
저렴한 물가와 안전한 치안, 그리고 한식당이 많은 우다이푸르는
독특한 요가 수업도 있었다. 유럽 저리 가라 할 정도로 규모 있는
궁전 시티 팰리스를 보며 요가하는 수업은 당시 환율로 단돈 8천
원이었다. 하누만 가트 안에 있는 템플 옆 야외 빈 공간에서 매트를
깔고 요가를 했다. 수업 내용보다 선생님이 인상적이었다. 수업 끝
나고 "어떻게 이런 공간에서 수업하게 됐는지" 물어봤다. 시투
(Seethu) 선생님은 발품을 팔다 350년 된 사원 옆 공간을 발견했고,
옆 템플에 계신 분과 계약을 했다고 했다. 우리가 다녔던 식당, 카

페, 심지어 머물렀던 게스트하우스까지 그녀의 수업 광고판이 있었다. 야외 요가 장소 섭외부터 영업, 마케팅까지 많은 영감이 되었다.

하루는 도인 같은 인도 할아버지 선생님의 수업을 들었다. 기부

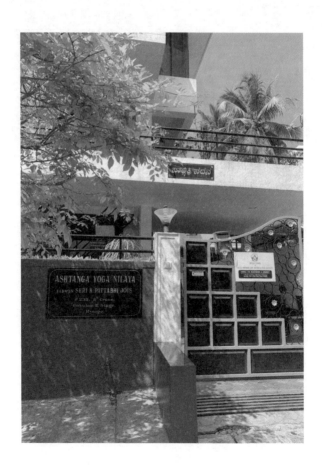

형식이지만 무임승차가 많은지 최소 기부금을 명시해 둔 프라카쉬
(Prakash) 선생님. 한국 여행자들도 많이 오는 것 같았는데 우리가
간 날에는 우리 부부, 아줌마, 외국 남자까지 총 네 명이 전부였다.
요가원에 들어서자마자 도인 같은 용모로 명상을 하고 있으셨는데
수업 내용도 신기했다. 마지막 끝날 때 "음후하하하하" 웃으면서
수업을 마무리하는 게 하이라이트였다. 수업을 마치고 남편은 '기
괴' 나는 '특이'했다고 각각 평했다. 둘이서 기부금 박스에 쓰여있
는 최소 액수만 냈다.

우다이푸르를 떠나 마지막 행선지 '마이수루(마이솔)'에 도착했다.
한국에서도 유명한 '마이솔' 클래스는 아쉬탕가의 아버지인 파타
비 조이스의 아쉬람이 있는 곳이다. 전 세계 아쉬탕가 수련자들이
석 달 전부터 그의 수업을 광클릭으로 예약해 한두 달씩 매일 새벽
6시부터 수련하는 성지이다. 선생님 눈에 잘 띄는 곳에 매트를 깔
기 위해 수업 시작 두 시간 전부터 줄을 서는 그런 곳이다. 하지만
나는 아쉬탕가를 수련하지 않는데, 굳이 마이솔에 갔다. 한국에서
한 번도 마이솔이나 LED(선생님 구령에 맞춰 시퀀스를 각자 진행하는 형식)
클래스를 들어본 적이 없다. 그럼에도 요가 여행으로 인도에 왔으
니, 아쉬탕가 맛이라도 보겠다는 심산이었다. 칼을 뽑았으면 무라
도 써는 심정이랄까.
그런데 마이수루에 오자 남인도의 37도에 육박하는 더위를 핑계

로 게으름을 피웠다. 아침마다 아쉬탕가를 수련해 마지막 날에는 프라이머리 시리즈를 다 해내겠다는 다짐은 매일 늦잠과 맞교환됐다. 느지막이 일어나, 비건이지만 맛있는 브런치를 배불리 먹고 숙소로 돌아와 낮잠을 잤다. 게다가 인도 역시 배달의 민족이었다. 아이스크림조차 앱으로 배달이 됐다. 에어컨이 나오는 숙소에서 배달 음식을 시켜 먹으며, 몸과 마음을 편하게 했다. 그러던 어느 날 자괴감이 들어 오후 5시 수업을 들으러 나왔다. 대낮의 열기가 조금은 식어있는 거리가 요가하러 가는 길을 상쾌하게 만들어줬다. 게다가 겁먹고 들어간 '후굴과 골반 열기' 수업은 딱 내가 원하던 수업이었다. 키가 190센티미터는 돼 보이는 선생님은 남편을 뒤집어 업고, 자기 종아리를 잡게 해 스트레칭을 시켜주는 기상천외한 핸즈온도 보여주었다. 유명한 아쉬람의 정통 아쉬탕가 수련은 아니었지만, 낯선 땅에서 신나게 땀흘린 내가 대견했다.

언제든 도망가려 출국 티켓도 끊지 않은 채 왔던 인도에서 5주나 있었다. 물갈이도 안 하고 크게 사기당한 것도, 잃은 것도 없이 무사했다. 요가 하나만 보고 온 인도, 안되던 동작을 마스터하고 대단한 인생의 진리를 깨닫는 일은 일어나지 않았다. 그러나 내내 인도 여행과 연관되는 부정적인 편견과 반대되는 시간을 보냈다. 좋은 사람들, 머리를 깨우치는 장면들, 맛있던 음식과 발전된 기술까지. 벗길수록 새로운 매력이 나오는 양파 같은 나라에서 나의 편협한 마음이 조금은 열렸다. 편견에 사로잡혀 고지식한 사람이 되지 말라고 인도가 알려주는 듯이.

엔테 요가(Ente Yoga)

+ **주소:** inside Hanuman ghat temple, Tripura, Ambamata, Udaipur, Rajasthan 313001

+ **가격:** 1회 750INR(한화 12,000원)

+ **홈페이지:** www.enteyoga.com

프라카쉬 요가(Prakash Yoga)

+ **주소:** Shri eklingvihar colony, Rampura, to, Kodiyat Main Rd, opp. devi palace Hotel, behind goverdhan vatika, Udaipur, Rajasthan 313001

+ **가격:** 무료(기부금)

+ **홈페이지:** www.prakashyogaclass.yolasite.com

오쇼 글림스 마이솔(Osho limpse YMysore)

+ **주소:** 49, 6th main road, 16th cross, Gokulam 2nd Stage, Mysuru, Karnataka 570002

+ **가격:** 1회 500INR(한화 8천 원)

+ **홈페이지:** www.prakashyogaclass.yolasite.com

여행은 요가, 요가는 여행

인도를 떠나 스리랑카, 몰디브, 유럽을 여행하며 나에게는 올 것 같지 않던 여행 권태기가 왔다. 두 아이를 낳고 해외여행이 쉽지 않아진 지금 와서 돌이켜보면 아쉬움이 많이 남지만. 실론 티의 고장 스리랑카의 광활한 차밭과 에메랄드를 풀어놓은 듯한 몰디브 바다는 어떤 형용사를 붙여도 부족할 만큼 아름다웠으나, 숙소에서 한국 드라마와 예능을 찾아보며 시간을 죽였다. 새로운 여행지에 가면 요가 수업 정보부터 찾던 나였는데, 드라마에 요가가 밀렸다. 요가 매트는 짐스러워졌다.

한국으로 돌아와 잠시 재정비를 하고 유럽에서 다시 여행을 시작했다. 권태는 없어졌지만, 이번에는 물가가 발목을 잡았다. 비싼 가격에 요가 수업은 백 일간 단 두 번밖에 참여하지 않았다. 항상 남편과 세트로 수업을 듣기에 한 번에 3만 원을 훌쩍 넘는 수련비는 장기 여행자에게 부담이었다. 사실 돈은 핑계고, 요가를 안 하는 관성에 사로잡힌 것이다.

"짐도 많은데 매트 버릴까?"
"이대로 버리기는 좀 아쉬우니까 한 번만 펼쳐보고 버리자!"

그렇게 3개월 만에 보스니아의 한 가정집(에어비앤비 숙소) 거실 한 편에 매트를 깔았다. 요가할 때 늘 듣던 인도풍 음악 대신 좋아하는 폴킴 노래를 틀었다. 의식의 흐름대로 몸을 움직였다. 노래가 좋아 계속 앉아 있다 보니 5분만 하려 했는데, 어느덧 한 시간이 훌쩍 지났다. 파스치모타나아사나(다리 위로 상체를 폴더처럼 접는 자세)를 하는데, 문득 돌고 돌아 집으로 돌아온 느낌이 들었다. 포근하고 편안한 안정감에 울컥했다.

결국 파란 매트는 버려지지 않았고, 그날부터 다시 수련을 시작했다. 유럽 여행은 보통 에어비앤비나 캠핑장에서 숙박을 해결했는데, 매트를 펼칠 작은 공간만 나오면 일단 폈다. 텐트 안에서도 하고, 남프랑스 베르동 협곡 캠핑장에서는 아침에 일어나 세수도 하지 않은 채 5분 거리의 호숫가에 매트를 깔았다. 튀르키예 카파

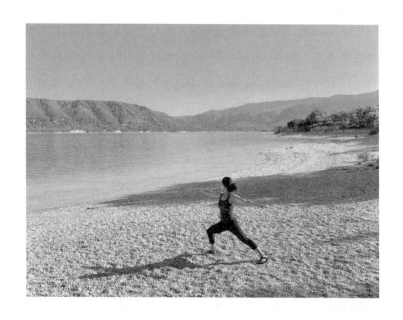

도키아에서는 숙소 옥상 시멘트 바닥 위에 매트를 깔았다. 하늘을 수놓은 열기구들을 보며 일출 요가를 했다. 비록 요가원에서 듣는 수업은 아니었지만, 나만의 요가를 하며 나만의 색깔로 여행을 칠해나갔다.

1. 로마 전차 경기장에서 요가하기

거리만 걸어도 유적지가 발에 채는 이탈리아 로마. 일단 수도니까 들르긴 했지만, 역사에 큰 흥미가 없는 나는 요가 수업이 더 궁금했다. 로마에서는 왠지 돈을 내고 요가 수업을 듣고 싶었다. 에어비앤비 체험 서비스에서 요가를 검색하니 영어로 진행하는 수업이 꽤 많이 나왔다. 그중 가장 눈길을 끈 곳은 고대 로마 시대 전차 경기장에서 하는 수업이었다. 이거다!

모든 여행 스케줄을 조정하고 수업을 들으러 갔다. 수업 장소인 키르쿠스 막시무스(Maximus Circus)는 포로 로마노(Foro Romano)와 콜로세움을 마주한 팔라티노 언덕이 보이는 곳이다. 로마에서 할 수 있는 수십 가지의 여행 중 가장 나다운 로마 여행이었다. 비싼 돈을 내고 신청한 바티칸 투어가 끝나기도 전에 헐레벌떡 수업 시

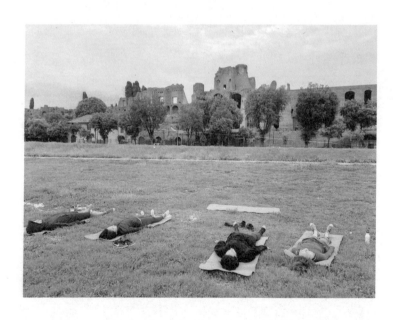

간에 맞춰 달려왔다. 집결 장소는 부촌인 듯한 아파트 1층에 있는 요가원이었다. 우리를 맞아준 선생님은 동양인 외모에 영어를 원어민처럼 구사하며 요가 장인 포스를 풍겼다. 우리 부부 두 명, 각각 호주와 미국에서 온 여자 둘과 함께 매트를 하나씩 들고 5분을 걸어 키르쿠스 막시무스로 향했다. 도착해 보니 매트를 펼 수 있을 거라곤 상상도 못 한 공간이 펼쳐졌다. 안 그래도 가보고 싶었는데 시간이 안 되어 못 가 아쉬웠던 팔라티노 언덕이 눈앞에 있었다. 옆에서는 현지인들이 러닝을 하거나 반려견과 산책을 하고 있었다. 뜨내기 관광객인 나는 절대 오지 못했을 곳이었다. 신기하게도 계단을 내려오니 쌩쌩 달리는 차들의 소음도 노이즈 캔슬링을 한 것처럼 조용해졌다. 로마 요가 수업에 최적화된 장소였다.

한 시간 동안 선생님 리드에 맞춰 몸을 움직였다. 직전에 다녀온 바티칸 투어에서 내리 다섯 시간을 걸으며 누적된 피로는 물론, 3개월 동안 여행하며 쌓인 여독이 싹 풀어졌다. 신나게 걷고 마무리는 요가로 풀어주기. 감히 마사지보다 시원한 코스라 자부한다. 수업이 끝나고 매트 위에 누워 사바아사나로 고요하게 마무리하는 로마 여행. 그 어떤 로마 여행보다 강렬했고 나다웠다.

2. 카파도키아에서는 열기구 대신 요가를

이날의 추억을 발판 삼아 권태를 물리치고 다시 요가 여행을 시작했다. 남아공 케이프타운에서 갔던 요가 스튜디오는 런던에서 갔던 곳과 분위기가 비슷했다. 서양 여자 선생님이 운영하는 곳이라 더욱 그랬다. 나미비아 스와코프문트에서도 요가를 하러 갔다. 사막과 바다가 접해있는 곳이라 보통 사막 샌드 보딩, 돌고래 투어 등 액티비티를 하지만, 내 관심은 오로지 요가였다. 깔끔한 건물의 2층에 요가원이 있었고, 그 옆집에서 선생님이 거주하는 것 같았다. '요가원 바로 옆에 살면 정말 좋겠는걸?' '홈 요가'의 영감을 준 곳이었다. (그로부터 2년 후, 나는 제주도 집에서 요가를 가르치게 된다.) 이날 사바아사나 시간에 눈 위에 덮어주신 아이 필로우의 라벤더 향이 좋아 한참을 누워있던 기억에 지금도 수업에서 활용하고 있다. 이

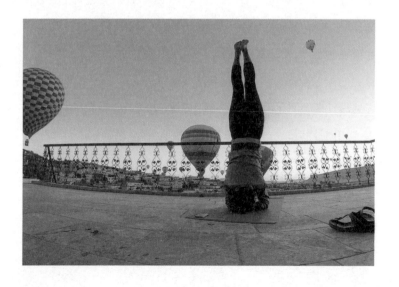

후 멕시코시티, 과나후아토, 플라야델카르멘, 그리고 3,600미터 고도의 볼리비아 라파즈에서도 고산병을 물리치며 요가를 했다.

그중 요가 여행의 정수를 느낀 두 곳은 미얀마 바간과 튀르키예(터키) 카파도키아였다.

천 년 전 미얀마 수도였지만, 현재는 수백 개의 불탑만 남아있는 조용한 도시 바간에서는 요가 수업 정보를 찾기 어려웠다. 우연히 들린 카페 메뉴판의 맨 뒷장에 요가 수업 정보가 있어 냉큼 다음날 수업을 신청했다.

카페에 모여 바로 옆 강둑에서 작은 보트를 타고 10분 정도 향하니, 아무도 없는 무인도 같은 강둑이 나타났다. 마치 어린 왕자의 소행성에 온 듯했다. 아무것도 거칠 게 없어 미얀마의 태양과 바람을 온몸으로 맞았다. 불탑 위에서 보는 일몰과는 차원이 다른 감동이었다. 로마 전차장처럼 이곳 역시 요가 수업이 아니었다면 절대 와보지 못할 곳이었다. 오감으로 바간을 여행했다.

튀르키예 카파도키아는 특이한 지형으로 유명한 곳이라 열기구를 타며 내려다보는 여행 코스가 보편적이다. 청개구리 심보가 있는 나는 열기구를 타는 대신 숙소 옥상 위에서 요가하며 열기구를 보는 걸 택했다. 아무것도 없는 시멘트 바닥이었지만 매트를 깔기에는 충분했다. 새벽 6시, 수리야 나마스카라(태양 경배 시퀀스)를 하며 카파도키아의 일출을 온몸으로 맞았다. 두둥실 떠오르는 열기

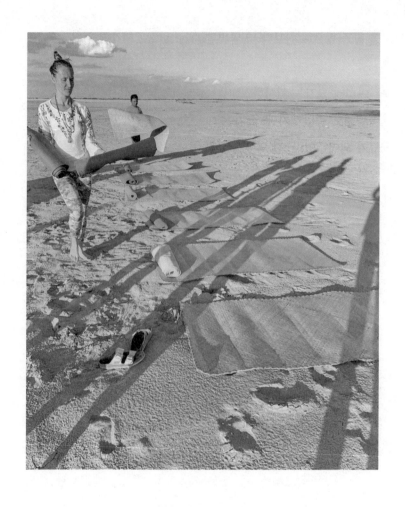

구들을 보며 몸을 움직인 40분 남짓의 시간은 카파도키아에서 가
장 좋았던 순간으로 등극했다. 다운 독과 머리 서기 자세를 하며 거
꾸로 보는 열기구들은 어찌나 생경하던지. 매트 위에서 해의 기운

을 잔뜩 받으며 이보다 더 완벽할 수는 없다고 생각했다.

이렇게 요가는 퇴사하고 떠난 세계여행을 완성시켜주었다. 그냥 여행해도 좋았겠지만, 요가는 이 여행에 감칠맛을 더해주는 조미료가 되어주었다. 길 위에서 요가 전단지를 받은 덕분에 요가를 배우게 돼서 다행이다. 매트 하나만 있으면 언제 어디서든 나만의 시간을 보낼 수 있음을 깨달았다. 여행을 마치고 거의 6년이 지난 지금도 그곳들의 공기가 생생하다. 현지인들과 호흡하며 가까워질 수 있었고, 잊지 못할 순간들을 선물 받았다. 그 경험들은 한국에 돌아와 새로운 일을 시작하는 데 단초가 되었다.

요가 바간(Yoga Bagan)

+ **주소:** Fantasia Garden, Leya village, Old Bagan, Bagan, Myanmar
+ **가격:** 1회 10,000KS(당시 환율로 한화 7천 원)
+ **홈페이지:** http://www.yogabagan.com/

요가하러 과테말라 왔습니다

중남미는 한국에서 지구 반대편에 위치해 거리상 가기 힘든 곳이다. 그중 멕시코 아래에 있는 중미 과테말라에서 거의 한 달간 지냈다. 과테말라 커피, 마야 문명 유적지들과 천혜의 자연도 유명하지만, 가장 좋았던 건 역시 요가였다. 멕시코에서 남미로 내려가는 길목에 잠시 들렀다가 발리보다 좋았던 요가 여행지를 알게 돼버렸다. 바로 아티틀란 호수를 끼고 있는 마을 '산 마르코스 라 라구나(San Marcos La Laguna)'였다.

체 게바라가 "여기서 혁명을 멈추고 싶다"고 말했을 정도로 아름다운 아티틀란 호수는 세계 3대 호수 중 하나다. 바다만큼 드넓고

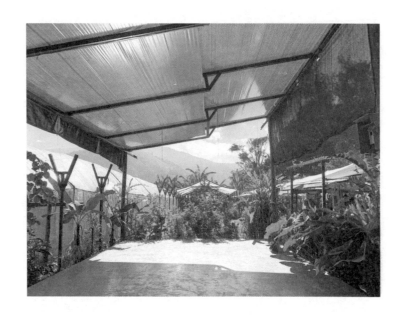

푸르다. 호수 둘레에는 12개 마을이 있는데, 마을 간 이동은 모두 스피드 보트로 해야 한다. 한국 여행자들에게는 그중 두 마을, 빠나하첼(Panajachel)과 산 페드로 라 라구나(San Pedro La Laguna)가 유명하다. 나 역시 빠나하첼로 먼저 들어왔다.

　나의 여행 스타일은 일단 도시를 정하면 하루 이틀 머물 숙소만 예약하고 도착해서 그제야 뭘 할지 정한다. 그다음 지도 앱을 켜고 '요가'를 검색한다. (여기서 퀴즈! 저의 MBTI는 뭘까요? 정답은 esfP, 그냥 p아니고 대문자 P입니다.) 빠나하첼에 도착한 날에도 침대 위에 누워 요가를 검색했다. 그런데 하나도 나오지 않았다. 오히려 지도에 빨간 점

들이 찍힌 곳은 모두 호수 반대편에 있었다. '여기가 도대체 어디?'
호기심에 한 곳을 눌러보니 화산이 파노라마로 펼쳐진 산속의 멋
진 요가 스튜디오가 나타났다. 그렇게 찾아낸 곳이 바로 '산 마르코
스 라 라구나'(이하 산 마르코스)였다. 한국인의 후기는 전무한데, 요가
덕분에 보석을 찾은 것이다. 다행히(?) 길게 머물 예정이었던 빠나
하첼은 숙소, 물가, 풍경 모두 아쉬웠기에 미련 없이 일정을 대폭
줄여 바로 새로운 곳으로 모험을 떠났다.

스피드 보트를 20분 타고 도착한 산 마르코스는 인도 리시케시
와 발리 우붓을 오묘하게 섞어놓은 듯한 작은 마을이었다. 리시케
시처럼 길가에 온통 요가와 명상 수업 전단지가 걸려있었다. 걸어
서 다닐 만큼 작은 마을이었으나 곳곳에 요가원, 비건 레스토랑 그
리고 히피들이 많았다. 한 가지 특이한 점은 발리에 호주와 미국인
이 많았다면, 이곳엔 영국인이 압도적으로 많았다. 이유는 끝내 알
아내지 못했지만, 영국 유명 요가 인플루언서가 다녀가서 유명해
지지 않았을까. (다행히 나는 인플루언서가 아니라 산 마르코스는 이후에도 한국
에서 알려지지 않았다.)

우연히 길을 걷다 문 입구에 요가 시간표가 쓰여있길래 들어 가
봤다. 한쪽에서는 열 명 남짓이 빙 둘러앉아 요가를 하고 있었다.
우리를 반갑게 맞이해준 영국 남자는 이곳이 프로젝트로 공동체

생활을 하는 곳이라고 설명해 주었다. 아쉽게 시간이 맞지 않아 수업은 못 들었지만, '언젠가 한국에서도 이런 시도를 해볼 수 있지 않을까'라며 즐거운 공상을 했다. 과테말라에서의 요가 리트릿(Retreat, 바쁜 일상에서 벗어나 요가나 명상 등을 하며 휴식을 취하고 몸과 마음을 챙기는 시간)은 발리와 인도와는 또 다른 매력이었다. 발리는 상업화됐고, 인도는 초보자에게 부담스러울 수 있는 정신 수양에 집중된 분위기였다. 반면 이곳은 요가와 명상센터가 정말 많았지만 평온했다. '할 거면 하고 안 할 거면 안 해도 괜찮아'라고 말해주는 듯이. 편안한 마음으로 우리는 요가 수업을 골랐고, 두 곳의 압도적인 스튜디오에서 수련하는 귀한 경험을 했다.

1. 요가 포레스트(Yoga Forest)

산 마르코스에서 가장 유명한 곳이자, 나를 이곳으로 이끈 장본인이다. 숲속 한가운데 있어 화산을 마주 보며 요가할 수 있는 스튜디오. 이름대로 '포레스트'라서 가파른 경사의 산을 약 20분간 올라야 도달할 수 있다. 길을 헤매기만 세 번, 현지인들에게 물어 물어가며 헨젤과 그레텔이 과자 부스러기로 길을 찾듯 요가원을 찾아갔다. 잠시나마 이곳에서 숙박까지 하며 요가 리트릿을 할 계획이었던 과거의 나를 세차게 혼냈다. 맨몸으로도 힘든데 배낭 메고 여길 어떻게 올라왔을까! 올라오다가 부부싸움을 하거나 숙소를 취소했을지도. 어쨌든 수업 전에 워밍업 하나는 제대로 했다.

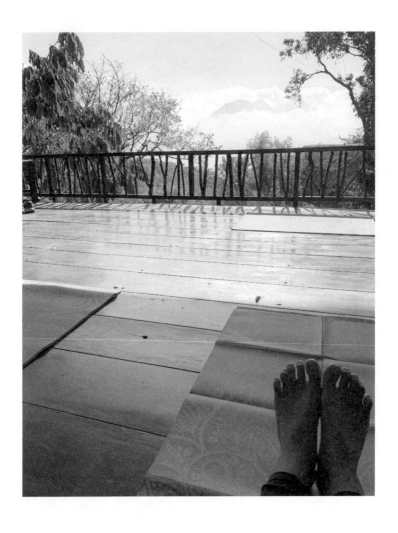

아쉽게도 땀 내며 도착한 수련실에서는 화산이 좀 뿌옇게 보였는데, 이마저도 수업이 끝나니 구름에 갇혀 아예 보이지 않았다. 아무래도 좋았다. 산속 한가운데서 호흡하는 경험은 실로 놀라웠다. 다섯 명이 단출하게 들었던 빈야사 수업이 끝나자 건강해진 느낌

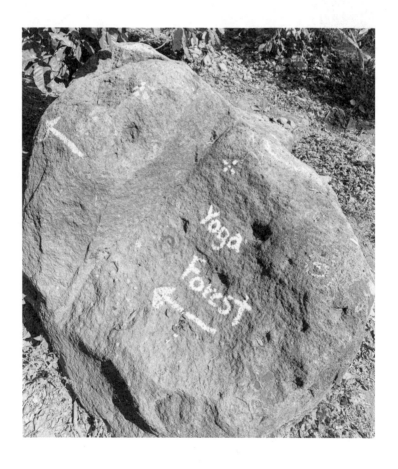

이었다. 분위기가 좋아 한 번 더 오고 싶었지만, 등산할 자신이 없어 처음이자 마지막이 되었다. 우리가 방문했을 때도 리트릿으로 두세 팀이 왔다는데, 다들 짐을 어떻게 들고 왔는지는 아직도 의문이다.

2. 이글스 네스트 아티틀란(Eagle's Nest Atitlan)

산 마르코스 여행 마지막 날 방문해서 너무나 아쉬운 곳이다. 진작 올 걸 그랬다. 요가 포레스트와 마찬가지로 화산 뷰에 숙박시설도 함께 운영하고 있어 끝까지 갈까 말까 고민했던 곳이다. 역시나 꽤 높은 경사를 올라야 하는 곳이라 배낭을 메고 올 곳은 아니었다. 다만 이곳은 마을과 가까워 툭툭으로 최대한 가까이 올라갈 수 있다.

홈페이지에 있는 시간표를 보고 찾아갔지만, 하필 워크숍이 있어 수업을 들을 수 없다고 했다. 아쉬운 마음에 빈 수련실에서 양해를 구하고, 우리끼리 20분 정도 셀프 수련을 했다. 수련실 옆 카페에서 아침도 먹으며 전망을 즐겼다. 남편은 다음에 산 마르코스에 오게 된다면 이곳에서 숙박까지 하고 싶다 했다. 그만큼 가리는 것 없는 압도적인 화산 전망은 가히 최고였다. 언제 이렇게 화산과 드넓은 호수를 배경으로 요가를 할 수 있을까. 화양연화 같은 순간이었다.

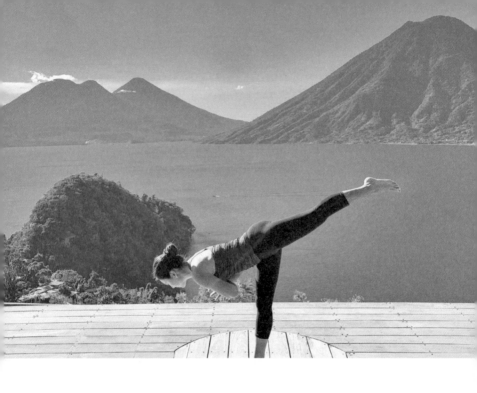

    그런데 이토록 평화로운 곳에서 요가하고 건강한 음식으로 채우
면 세상의 이치를 깨달을 것 같지만, 마음속에선 불이 화르륵 나고
있었다. 수련 전에 SNS를 켰는데 하필 팔로워가 많은 지인의 계정
과 마주하게 된 것이다. 비슷하게 퇴사하고 세계여행을 하고 있던
터라 더욱 비교가 되어버렸다. (화산을 앞에 두고 이토록 미천한 생각을 하다
니!) 요가를 할 때마다 비우려 노력하지만, 부정적인 감정이 훅 치
고 올라왔다. 좋아요 수, 방문자 수, 댓글 수를 남의 것과 비교하게
된다. 요가를 하며 지구 반대편까지 왔는데도 아직 마음 수련이 되
지 않았다.

산길을 올라 숲속의 바람을 맞으며 수련하고 내려오는 길에 문득 이토록 피상적이고 중요하지 않은 고민이 금세 부끄러워졌다. 불을 맹렬하게 내뿜다 분화구만 남긴 채 고요히 멈춘 화산 앞에서 내 존재가 티끌만큼 작게 느껴졌다. 마그마를 내뿜던 화산이 언제 그랬냐는 듯 멈춘 것처럼, 그 당시 마음을 어지럽히던 고민은 지금 하나도 기억나지 않을 정도로 사소하다. 쓸데없는 감정은 호수로 던져버리고, 내가 좋아하고 잘할 수 있는 것에만 집중하며 나에게 주어진 시간을 귀하게 써야지.

요가 포레스트(Yoga Forest)
✦ **주소:** Unnamed Road, San Marcos La Laguna 07016 Guatemala
✦ **가격:** 1회 $20(한화 28,000원)
✦ **홈페이지:** www.theyogaforest.org/

이글스 네스트 아티틀란(Eagle's Nest Atitlan)
✦ **주소:** Barrio 2, Lake Atitlán, San Marcos La Laguna, Guatemala
✦ **가격:** 1회 $20(한화 28,000원)
✦ **홈페이지:** eaglesnestatitlan.com

아무래도 잘못 온 것 같은데, 코스타리카

요가 하나만 보고 비싼 비행기표를 사서 과테말라에서 코스타리카에 왔다. 들어오고 나가는 비행기표부터 숙소, 음식까지 모든 게 비싼 나라였다. 한국인의 여행 정보도 없었다. 이런 곳에 SNS에서 본 포스팅 하나를 보고 요가 하러 무턱대고 들어온 것이었다.

10대부터 근 10년간 나의 롤 모델은 손미나 작가였다. 고등학교에서 스페인어를 전공하며 그녀의 베스트셀러 『스페인 너는 자유다』를 닳도록 읽었다. 졸업 후 스페인어와 상관없는 경영학과에 진학했지만, 여전히 스페인을 선망했다. 스페인 관련 교양 과목을 골

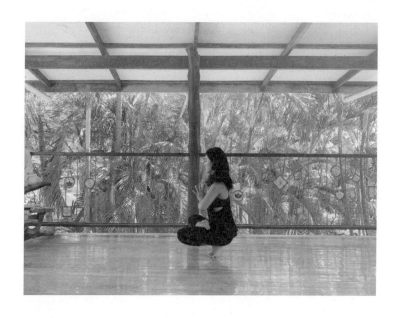

라 듣고 급기야 스페인으로 교환학생을 떠나기도 했다. 그녀가 쓴
모든 책은 물론 강연과 방송 방청까지 다녔다. 그런 그녀가 SNS에
서 극찬한 요가 여행지가 있었으니, 바로 코스타리카 산타 테레사
(Santa Teresa)였다. 세계여행 중인 나는 그곳에 가지 않을 이유가 없
었다.

수도 산호세에서 차와 배를 두 번 갈아타고 여섯 시간을 가야 나
오는 작은 해안마을 산타 테레사는 서핑의 메카다. (오고 나서 알았다.)
파도가 다섯 겹으로 몰아치는 이곳에서 서퍼들은 새벽 6시부터 서
핑을 한다. 발리는 명함도 못 내밀 정도로 크고 작은 파도가 끊임없

이 친다. 한국처럼 파도가 있냐 없냐가 아니라, 작냐 크냐의 문제라니, 서퍼들이 모일만하다.

문제는 나는 서핑에 전혀 관심이 없는, 서핑의 메카에 요가를 하러 불시착한 요가 여행자라는 사실이었다. 코스타리카에서는 서핑과 요가를 빼면 할 게 없었다. 게다가 이곳에 온 이유인 손미나 작가가 SNS에 올렸던 요가원은 숙소에서 4킬로미터나 떨어져 있었다. (리조트 안에 있는 곳인데, 숙박비가 비싸서 일찌감치 포기했다.) 툭툭은커녕 택시도 잘 없는 산타 테레사는 비포장도로라서 걷기에도 열악했

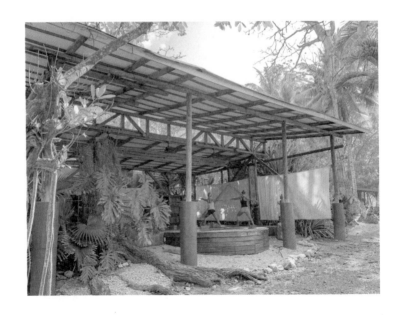

다. 차가 한 번 지나갈 때마다 온몸에 먼지를 뒤집어썼다. 더군다나 1월의 산타 테레사는 너무 더웠다. 걸어갈 거리에서 찾아낸 요가원에서 아침에 수련을 하고 나오면, 더위에 방전됐다. 더위를 식히려 카페에 가도 에어컨 바람이 시원치 않았고, 커피는 비싸고 맛이 없었다. 코스타리카는 유명한 커피 산지인데, 뭐가 문제였을까.

처음 며칠간은 낚였다고 실망했다. 인스타그램 사진 한 장만 보고 열흘이나 여행 계획을 잡은 허술한 나 자신을 원망했다. 하지만 의외로 마음이 풀어진 이유는 단순한 데 있었다. 닷새째 되던 날 더위에 굴복하고 비싸지만 에어컨이 있는 숙소로 옮기자, 평정을 되찾았다. 요가 수업을 듣고 와 샤워하고, 그사이 틀어둔 에어컨으로 시원해진 방에서 수박을 갈아 땡모반(수박 주스)을 만들어 마시고, 맛없고 비싼 외식 대신 직접 장을 봐 밥을 지어 먹었다. 이탈리아 피렌체 여행 때부터 내내 휴대하던 모카포트로 아이스커피도 만들어 마셨다. 에어컨 아래에서 글을 쓰다 해가 질 때쯤이면 해변으로 쫄레쫄레 걸어가 노을을 실컷 보고 돌아왔다. 다시 저녁을 지어 먹고 나면 하루가 충만하게 완성됐다. 드넓은 하늘 아래 보정하고 필터를 씌운 듯이 매일 다른 색깔의 노을을 보며, 자연 앞에서 한없는 경외감을 느꼈다. 하늘과 파도, 대자연 앞에서 겸허해지는 곳. 코스타리카는 그런 곳이었다.

답이 쉽게 내려지지 않는 질문들(예컨대 한국 가면 뭐 해 먹고 살지, 앞으로 어떻게 살아야 할까 등)을 파도로 밀려 보냈다. '걱정한다고 걱정이 사라지면 걱정이 없겠다'는 격언을 모래 위에 새기듯 마음을 다잡았다.

이곳에서는 요가밖에 할 게 없으니, 하루가 단순해졌다. 그 사이로 글 쓸 시간이 많이 생겼다. 그렇게 책 쓰기를 시작했다. 과테말라에서 새해를 맞이하며 다짐했지만, 마음과는 달리 진도가 잘 나가지 않았는데, 코스타리카에 와서 실컷 썼다. 그렇게 완성된 책은 석 달 후 코로나19로 한국에 돌아와 『퇴사 전보다 불안하지 않습니다』로 출간될 수 있었다. 이게 다 할 게 없어도 너무 없던 코스타리카여서 가능했다.

1. 까사 젠(Casa Zen) 요가

코스타리카 물가치고는 합리적인 가격에 위치 접근성도 좋은 요가 스튜디오. 흙길을 헤치고 걷다 보면 나오는 나무 건물. 요가원과 숙박시설을 함께 운영하는데, 여성 전용 도미토리만 남아있어 숙박은 근처에서 했다. 카운터에서 계산하고 나무 계단을 걸어 올라가면 오픈된 스튜디오 하나가 나온다. 뜨끈한 선풍기 바람과 주변 길의 오토바이 소음을 배경으로 수련해야 하지만, 소담스럽고 푸른 공간에 다 용서됐다.

수업을 했던 선생님들은 모두 캐나다 출신이었다. 옆 나라 과테말라에는 영국인이 많았는데. 아마 겨울에는 한국에서 동남아 가듯이 추운 본국을 떠나 코스타리카로 미국과 캐나다에서 많이 오는 게 아닐까? 선생님들은 모두 1년 이상 산타 테레사에서 살고 있다고 했다. (이 심심한 곳에서요?) 다시 한번 영어와 요가를 할 줄 알면 전 세계 어디에서든 디지털노마드로 살 수 있음을 체감했다.

2. 호라이즌(Horizon) 요가

떠나기 전날, 바다 전망에 접근성도 좋은 요가 스튜디오를 찾았다.

내가 산타 테레사에 온 이유였던, 손미나 작가가 추천한 요가원은 고급 빌라에서 진행되는 요기(yogi) 스테파노의 수업이었다. 정보가 없어 손품을 팔아 위치와 시간표까지 알아냈지만, 숙소에서 4킬로미터나 떨어져 있었다. 자전거나 사륜구동 바이크를 하루 빌릴까 알아봤으나, 60달러나 되어 엄두가 나지 않았다.

그럼에도 산타 테레사에 온 유일한 이유였는데, 못 가서 아쉬워하던 찰나 숙소 호스트가 선물을 줬다.

"스테파노 요가원에 가보고 싶은데, 갈 방법이 없어서 고민이야."

"거기까지 뭐 하러 가? 바로 옆에 좋은데 놔두고?"

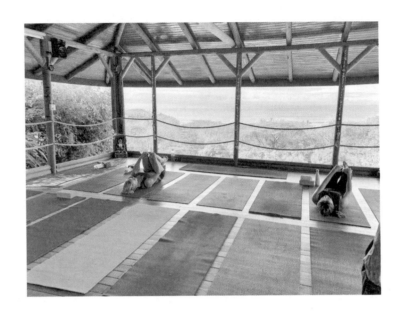

호스트가 알려준 곳으로 바로 달려갔다. 숙소에서 5분 거리로 가까웠고, 무엇보다 멀리 보이는 바다 전망이 가히 환상적이었다. 매트는 손바닥 한 뼘만큼의 간격을 두고 다닥다닥 붙어있었지만, 이내 꽉 찼다. 코어를 불태운 한 시간의 수업이 끝나고, 멋진 배경이 아쉬워 남편에게 사진과 영상을 부탁해 찍었다. 뒷자리에 있던 커플이 이를 보더니 우리 부부 사진도 선뜻 남겨주었다. 영국에서의 생활을 정리하고 우리처럼 웰니스 도시들을 찾아다니며 운동을 하고 있는 커플이었다.

흥미로운 사람들과의 대화까지 모든 게 만족스러웠다. 다음에 또 산타 테레사에 오게 된다면 이곳에서 정기권을 끊고 매일 수련하고 싶다. (하지만 코스타리카에서 요가할 돈이면 동남아나 인도로 가서 몇 달 지낼 거다.)

코스타리카에서는 'Pura vida(뿌라 비다)'라고 인사한다. 직역하면 '순수한 삶(Pure life)'인데 '잘 지내, 안녕, 행복해라' 등 좋은 뜻은 다 품고 있다. 할 게 없으니 좋아하는 것만으로 하루를 채울 수 있었던 코스타리카에서의 열흘은 '뿌라 비다' 그 자체였다. 순수한 삶은 단순하다.

까사 젠(Casa Zen) 요가

+ **주소:** Casa Zen Beach Access Rd 30103, Puntarenas Province, Santa Teresa, 30103 코스타리카
+ **가격:** 1회 $11(한화 15,000원)

호라이즌(Horizon) 요가

+ **주소:** Santa Teresa de Cobano, C. Buenos Aires, Provincia de Puntarenas, Puntarenas, 코스타리카
+ **가격:** 1회 $15(한화 21,000원)
+ **홈페이지:** https://horizon-yogahotel.com/

요가하며 세계여행하는 법
- 미국, 태국, 발리

퇴사, 요가 지도자 자격증, 세계여행, 제주 요가원 창업까지. 이 모든 여정의 시작과 끝은 요가 여행이다. 나에게 요가는 여행, 여행은 요가다. 얇은 여행용 매트 하나 들고 지구 한 바퀴를 돌며 아시아 11곳, 유럽 3곳, 아프리카 2곳, 미국 6곳, 중남미 6곳, 총 28개 도시에서 다양한 요가를 경험했다. 그만큼 만난 선생님과 경험한 요가도 다양하다. 혼자서 수련한 것까지 세면 50개 도시가 넘는다. 요가를 하다 보니 여행지가 정해졌고, 요가를 하며 얻게 된 힘과 유연성으로 여행과 나아가 인생을 조금은 더 유연하게 살게 되었다.

좋은 요가 수업과 요가원을 찾는 방법은 손품을 파는 것이다. 한국에서는 상대적으로 쉽다. 오히려 정보가 너무 많아 옥석을 가르는 게 어렵다. 포털사이트에서 내가 요가를 수련하려는 지역과 '요가'의 조합으로 검색하면 목록이 뜬다. 예를 들어 제주를 여행한다면 '제주 요가', 서울에서 듣고 싶다면 '연희동 요가' 등을 검색하는 것이다. 상호 옆에 '광고' 글씨가 있다면 해당 업체에서 광고를 해 상위에 노출되는 거라 우선 '광고' 표시가 없는 요가원 중에서 위치, 사진, 분위기 등을 둘러본다. 그중 마음에 드는 곳을 클릭해 후기를 살펴본다. 이런 식으로 몇 곳을 추리면 인스타그램으로 이동한다. 포털사이트에는 광고회사의 방문자 리뷰나 블로그 후기 작업이 들어간 곳들도 많기에 인스타그램에서 한 번 더 검증(?)한다. 요즘에는 요가원 찾는 앱도 있고, 큐레이션 해주는 플랫폼도 있으니 이곳에서 찾아볼 수도 있다.

해외에서 요가 수업을 찾는 것도 구글 검색 몇 번이면 어렵지 않았다. 요가는 전 세계적으로 보편화됐다. 디지털노마드나 장기 여행자로 오래 여행하며 요가하는 사람들도 많다. 아시아, 유럽부터 아프리카, 남미까지 거의 모든 도시에서 영어로 요가 수업을 들을 수 있어 큰 불편함이 없었다. 한국에서 요가 수업을 찾는 것과 마찬가지로 구글이나 구글 맵(지도)에 'New york Yoga'를 검색한다. 구글맵을 더 애용했는데, 이때는 'yoga', 'yoga studio'를 검색한다. 마찬가지로 위치, 사진, 후기를 둘러보고 영어 수업이 있는지 한 번 더 확인했다. 인스타그램에서 해시태그로 동일한 키워드로 검색해 더욱 생생한 후기를 보고 갈 곳을 결정했다. 반면 정보가 거의 없던 도시에서는 아날로그 방식으로 요가 수업을 찾아냈다. 미얀마 바간, 인도네시아 족자카르타와 인도 우다이푸르에서는 전봇대에 붙어 있던 전단지나 카페에 있던 리플릿을 보고 무작정 찾아가기도 했다. 이렇게 해도 원하는 정보가 없을 때는 '에어비앤비 체험' 서비스에서 'yoga'를 검색해 본다. 이렇게 찾아 낸 정보로 로마 전차장에서 요가를 했다.

백 일간 빨빨거리며 돌아다닌 유럽 여행이 끝나니 한 곳에서 길게 쉬고 싶었다. 물가가 저렴한 튀르키예로 넘어가 근 한 달간 이스탄불에서 요가 전지훈련을 했다. 구글 맵에서 이스탄불 요가 스튜디오를 검색하다 보니 세련된 한 곳을 발견했다. '지한기르'라는 서울로 치면 한남동 같은 동네였다. 외국인도 많고, 카페와 맛집도 많았다. 그다음은 요가원을 도보로 갈 수 있는 숙소를 찾다 보니 우연히 요가를 좋아하는 호스트의 집에서 지낼 수 있었다. 호스트는 내가 찾은 요가원에서 하루에 두세 번 수업을 들을 정도로 열혈 수강생이었다. 그녀와 함께 수련하고, 그녀가 사둔 요가 티를 마시며 집에서 쉬었다. 요가 덕분에 여행이 풍부해졌다.

튀르키예 여행을 마치고 아프리카에서 한 달간 트럭킹을 했다. 가끔 자유시간이 주어졌는데, 보통은 사막에서 버기카를 타거나 하늘 위를 나는 패러글라이딩 등 다양한 액티비티를 한다. 하지만 그 도시의 요가가 더 궁금했던 우리 부부와 비슷한 취향의 미국 동생 에밀리는 요가 원데이클래스를 찾아 나섰다. 셋이서 나미비아 스와코프문트와 남아공 케이프타운에서 요가 수업을 들었다. 역시 구글에서 찾아낸 곳들이었다. (그래서일까, 두 곳 모두 현지인이 아닌 서양인이 운영하는 곳이었다.)

그 후, 드디어 미국으로 넘어왔다. 기본 마트 물가도 비싼데, 요가는 얼마나 비쌀까? 바야흐로 대탕진의 시대가 열린 것이다. 하지만 예상 외로 두 달간 미국에서 요가에 쓴 돈은 단돈 58달러였다. 뉴욕, 워싱턴 DC, LA, 포틀랜드, 시애틀에서 요가를 무료로 10회 이상 들었다. 요가 로 유명한 인도와 발리보다 미국에서의 요가는 가장 상업화됐다. 남녀 노소 모두에게 요가는 가까이 있었고, 그만큼 접근성도 좋았다.

1. 미국에서 무료로 요가하는 방법

1) 무료 체험이나 무제한 수강 등 요가원의 다양한 프로모션

많은 요가원이 1주 무료 체험 혹은 2주 40달러 무제한 수강 등 다양 한 신규 회원 대상 프로모션을 진행한다. 비록 주민 대상이라는 단서 가 붙지만 물어보지 않거나 그냥 해주는 스튜디오도 많다. LA에 많은 지점이 있는 'Hot8Yoga'는 확인 없이 1주일 무료 체험을 할 수 있었 다. 우리는 숙소 근처인 코리아타운점으로 다녔다.

2) 클래스 패스(Class Pass), 2주 동안 다섯 곳의 수업을 무료로 들었던 앱

인스타그램에서 광고가 자주 뜨길래 무료 요가 수업이 잘 없는 포틀 랜드에서 처음 시도했다. 만족도가 가장 높았던 방법. 17크레딧을 2주

동안 무료로 지역 제한 없이 사용할 수 있다. 포틀랜드에서 클라이밍과 요가를, 시애틀과 워싱턴 DC에서 요가 수업까지 다섯 번을 알차게 썼다.

※ 주의사항

① 2주의 무료 체험 기간이 지나면 자동으로 이용료가 과금된다. 넷플릭스나 유튜브 프리미엄 같은 서비스가 그러하듯 끝나는 날짜를 잘 저장해 두어야 한다.

② 수업이 끝나고 앱에 접속하면 평점을 남겨달라는 팝업창이 뜬다. 이때 'I miss the class(수업을 놓쳤어요)'를 누르게 되면 예외 없이 자동으로 수업을 못 들은 벌금 20달러가 부과된다. 포틀랜드 룰루레몬 무료 수업을 등록해 놓고 못 갔는데, 며칠 후 카드에서 20달러가 나갔다. 룰루레몬이 무료로 하는 클래스인데, 왜 플랫폼인 클래스 패스에 벌금을 내야 하는 건가…. 정직한 후기를 위해 솔직하게 수업을 못 들었다고 했을 뿐인데 벌금이 나왔다고 클래스 패스 측에 메일을 보냈다. 바로 미안하다며, 시스템이 자동으로 부과하는 거라고 카드 취소를 해주었다. 고객센터도 잘돼있는 클래스 패스 최고!

3) 룰루레몬 무료 커뮤니티 클래스

갈 때마다 요가복이 사고 싶어지는, 없던 물욕도 생기는 개미지옥 룰루레몬. 캐나다 브랜드지만 미국에서의 매출이 70%일 정도로 성황 중이다. 고객 경험을 위해 매주 스토어마다 클래스가 열린다. 나는 워싱턴 DC에 있는 룰루레몬에서 토요일 9시 인스토어 요가(In store Yoga) 수업을 들었다. 토요일, 일요일, 각 센터마다 시간이 다르다. 룰루레몬 공식 홈페이지에선 확인이 힘들고, 나는 보통 길을 가다 매장이 보이면 들어가서 시간을 확인하곤 했다. 클래스 패스 앱에 올라와 있는 경우도 있다(포틀랜드).

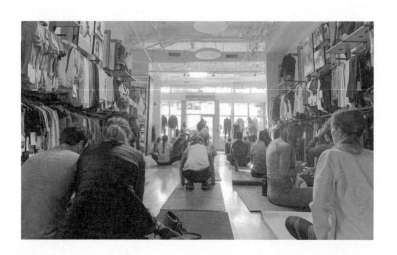

4) Yoga in the park(공원에서 무료로 열리는 요가 수업)

공원 문화가 발달한 미국에선 공원에서 무료로 열리는 요가 수업이 정말 많았다. 뉴욕에서는 공원 및 야외에서 열리는 무료 요가 수업만 쫓아다녀도 시간이 부족했다. 가보고 싶은 스튜디오를 다섯 곳 넘게 저장해놨지만 못 갔다. 공원의 무료 요가 수업이 충분히 좋아 굳이 돈을 내고 스튜디오에 갈 마음이 생기지 않을 정도였다. (다만 날이 좋은 봄에서 가을 사이에만 있는 것 같다.) 다양한 야외 요가 클래스를 들으며 좋은 기운을 많이 받았고, 한국에 돌아가면 함께 호흡할 수 있는 프로그램을 만들어 보고 싶다는 소망이 생겼던 시간이다. (그렇게 요가베르데를 만들게 됐다!)

5) 구글에서 'Free yoga class in 지역' 검색

브루클린 인더스트리 요가는 이렇게 알게 됐다. 구글에서 'free yoga in new york' 이런 식으로 검색하면 'eventbite'라는 사이트로 연결됐다. 이곳에서 날짜와 지역을 검색하며 스케줄과 맞는 수업을 찾을 수 있다. 유료 수업이 더 많이 나오긴 하지만 종종 시카고 존헨콕타워 94층에서 하는 요가나 인더스트리 시티 요가처럼 특색 있는 수업을 찾을 수 있었다.

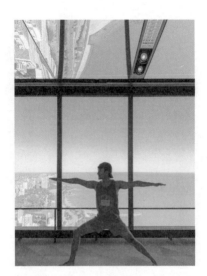

2. 태국, 발리에서 요가하는 방법

태국 방콕, 치앙마이, 인도네시아 발리에는 요가원이 많아서, 마음만 먹으면 언제든지 요가를 할 수 있다. 무엇보다 요가 수업을 들은 한국인 후기와 정보가 많다.

1) 네이버 블로그 검색

포털사이트 검색 창에 '방콕 요가', '치앙마이 요가'를 검색하고, 글 몇 개만 읽어봐도 한국인들이 많이 찾는 요가원 정보를 알 수 있다. 친

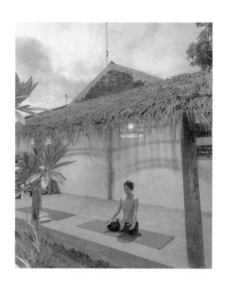

절한 블로거들은 요가원의 시간표, 웹사이트, 예약 방법을 적어두기도 한다. 가보고 싶은 요가원을 찾았다면, 구글에 요가원 이름을 검색하거나 인스타그램에서 영어로 이름을 검색해 보자. 보통 구글 지도 앱과 인스타그램 프로필 화면에 예약 링크가 걸려있을 것이다. 시간표가 최신인지 확인 후, 직접 방문하여 결제하는 것도 방법이다.

2) 인스타그램 해시태그 검색, 유튜브 검색

인스타그램, 유튜브에서 '방콕 요가', '발리 요가'를 검색해 보자. 유튜브로는 영상으로 그곳의 분위기를 더욱 잘 느낄 수 있으니, 어디를 갈지 고민이 된다면 유튜브 검색도 추천한다.

3) 지도 앱(구글 맵)에서 'yoga' 검색

위의 두 가지 방법으로 검색이 잘 안되거나, 한국인들이 많이 가지
않는 곳이라 정보가 부족한데 좋은 요가원을 발견하고 싶다면 활용하
는 방법. 구글 맵에서 방문하는 도시, 특히 숙소 근처로 지도를 옮겨둔
후, 'yoga', 'yoga studio'를 검색해 보자. 구글 맵에서 정보가 충분히
나온다면 외국인의 원데이클래스 수강에도 열려있는 스튜디오일 가
능성이 크다.

4) 에어비앤비 '체험(experience)' 탭에서 검색

에어비앤비에서 숙소만 예약할 수 있는 것은 아니다. 체험, 여행 상
품도 예약할 수 있다. 정식 사업자가 아닌 개인도 '체험' 호스트가 될
수 있어 특색있는 요가 수업을 찾게 될 가능성도 있다.

5) 트립어드바이저 검색

여행자가 남기는 리뷰를 기반으로 관광지 정보를 확인할 수 있는 사
이트. 위의 방법으로도 정보가 안 나오면 하는 방법이지만 발리, 치앙
마이, 방콕의 경우 3번에서 이미 5곳 이상의 좋은 요가원을 추려낼 수

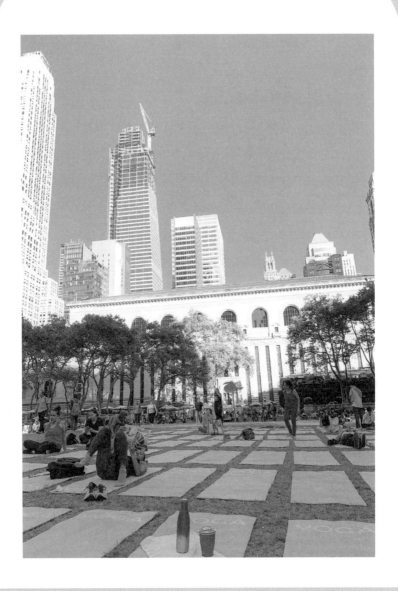

있을 것이다.

3. 다녀온 요가원 목록

1) **방콕** : 요가티크(YogaTiq)
2) **치앙마이** : 사트바 요가(Satva Yoga), 요가트리(Yoga Tree), 공원 요가(Yoga in the Park), 와일드로즈 요가(Wild Rose Yoga)
3) **발리** : 요가반(Yoga Barn), 요가트리(Yoga Tree), 래디안틀리 얼라이브(Radiantly Alive), 우붓 요가하우스(Ubud Yoga House), 사마디 발리(Samadi Bali)

4. 가보고 싶은 곳

1) **발리 우붓** : Intuitive Flow, Alchemy Yoga
2) **발리 짱구** : The Practice, The Path Yoga Center
3) **태국 치앙마이** : Freedom Yoga, Annie Bliss Yoga, Om Ganesha Yoga

제주도의 작은 요가원은 요가로 어디까지 가볼 수 있을까?

전 세계 사람들이 발리로 요가하러 여행을 떠나듯

K-웰니스 여행을 위해 제주도를 찾게 하고 싶다.

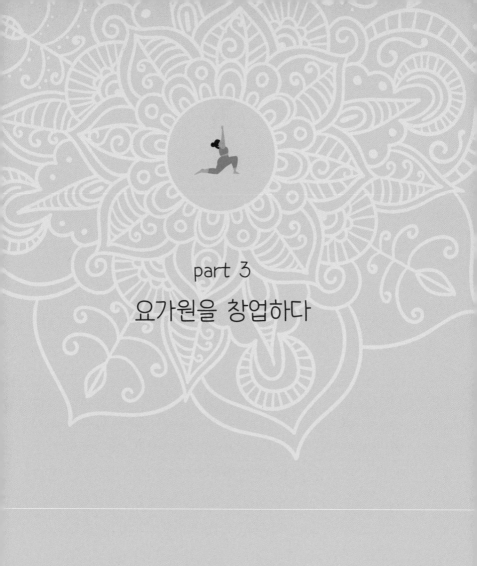

part 3

요가원을 창업하다

귀국 후 한계에 도전하다

요가 매트 하나를 어깨에 들쳐 메고 떠났던 요가 세계여행은 505일 만에 막을 내렸다. 코로나19 팬데믹의 공포가 절정에 달했을 때 겨우 고국으로 돌아왔다. 한국에서 코로나19가 유행하기 시작한 2020년 2월에 나는 하필 아르헨티나에 있었다. 독감처럼 조금 시끄럽다 말겠지 생각했다. 맹렬한 바이러스의 기세는 결국 지구 반대편까지 도달했다. 공포에 질린 세계는 지구촌이라는 말이 무색하게 하룻밤 사이에 빗장을 걸어 잠갔다. 제법 평화롭던 아르헨티나였지만, 갑자기 저녁 8시에 대통령의 '국경 봉쇄' 대국민 담화가 나왔다. 다음 날 아침에 출국하는 가장 빠른 표로 일단 멕시코까지 탈출했다. 여기서 또 발목이 잡혀 며칠간 입국 금지, 항공권 취소로 편도 티켓 세 장을 날리면서 겨우 한국에 왔다.

도망자처럼 귀국하다 보니 요가할 여력이 없었다. 요가원을 포함한 거의 모든 실내 시설이 문을 닫는 걸 보며 아연실색했다. 그렇게 한 달을 지내고 봄이 되니 슬슬 요가가 당겼다. 바이러스의 공포가 잠시 주춤해진 틈을 타 드디어 요가원에 갔다. KF94 마스크를 낀 채로.

세계여행을 하던 당시 SNS를 보면서 한국에 가면 꼭 듣고 싶어 저장했던 숙련자 대상 하타요가 수업이었다. 선생님은 말할 것도 없고, 수련생들의 사진을 보면 유연하다 못해 마치 문어 같았다. 수련 단체 사진을 보면 대왕문어를 필두로 스무 마리의 문어가 있는 듯했다. 이 광경을 직접 두 눈으로 보고 싶었다. (나는 문어는커녕 관절 인형처럼 일부만 유연하고 대체로 뻣뻣하다.)

첫날 수업의 주제는 가슴 열기였다. 관절 인형에게 가장 취약한 부분이었다. 첫날부터 난관이 예상되었다. 일단 처음에는 시원하게 몸을 앞으로 숙이는 전굴, 몸을 비트는 트위스트 아사나들로 시작됐다. '생각보다 할 만한데?' 마음을 놓던 찰나 슬슬 가슴 열기로 예열되기 시작했다. 두 팔을 뻗은 채 턱과 가슴을 매트에 닿게 하는 '비달라아사나'가 시작되었다. 시원하긴 한데 겨우 바닥에 가슴이 닿을

락 말락 애를 쓰고 있던 나를 못 보신 건지, 선생님은 앞으로 뻗어있던 손을 가슴 옆으로 가져가라고 했다. 그렇게 불현듯 '간다베룬다아사나'(턱과 어깨를 바닥에 닿은 상태에서 두 다리를 천장으로 올린다. 영화 「올드보이」의 유지태 배우가 한 것과 비슷한 동작)가 시작되었다. '이렇게 수업 초반인데 갑자기 최고난도(내 기준) 아사나를 한다고?' 내 몸에 관대한 나는 시도도 하지 않은 채, 옆 매트 도반들의 화려한 아사나를 구경했다.

이제 좀 쉬어가나 했는데, 곧이어 부장가아사나(코브라처럼 상체 앞면을 늘려내는 자세)의 고비가 찾아왔다. 다운독에서 차투랑가, 업독으로 이어지는 익숙한 빈야사 플로우에 몸을 자연스레 맡기고 있었다. 불현듯 골반을 땅에 대고 부장가아사나가 시작됐다. '다섯 호흡? 아니 숙련자용 수업이니까 열 호흡 정도 유지하고 내려오겠지' 싶었는데 이대로 3분을 유지한다는 구령이 떨어졌다. (이후 제주에서 만난 하타요가의 대부 한주훈 선생님은 30분도 시키셨다!) 개인적으로 1분이 최대였는데, 어떻게 버티지?

간다베룬다아사나도 혼자만 못했는데, 부장가아사나에서 먼저 매트로 내려오는 것까지는 자존심이 허락하지 않았다.

'에라 모르겠다. 팔 힘으로 버티자.'

스무 명이 넘게 있던 곳이라 선생님의 사각지대에 있는 줄 알았다. 팔에 기대는 순간 착각이었음을 깨닫는 데는 오래 걸리지 않았다. 멀찍이 계시던 선생님이 다가오셨다.

"새미쌤, 점점 어깨가 말려요. 어깨 펴고 귀와 어깨 멀어지세요."

그렇게 내게 핸즈온을 해주고 돌아가 다음 동작으로 안내하시는 예진 선생님. 역시 요가 선생님들의 선생님은 다르구나. 정직하게 수련해야 한다는 단순한 사실을 다시금 마음에 새겼다. 삼십 분 같던 삼 분이 지나고 허리를 잠시 풀자마자 등을 대고 매트 위에 누웠다. 아, 올 것이 왔다. 이대로 '우르드바 다누라아사나'가 시작됐다. (누운 채 두 팔로 땅을 지지하며 몸을 거꾸로 활처럼 들어 올리는 자세, 어떤 분은 영화 「엑소시스트」가 연상된다고도 했다.)

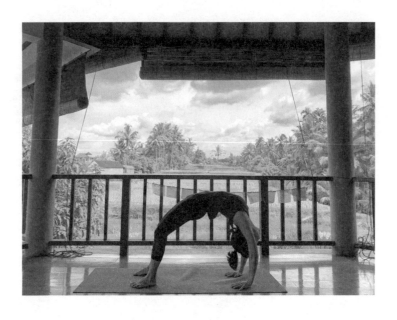

한 세 번쯤 반복하겠지 싶어 세 번에 맞춰 힘을 분배했다. 하지만 세 번의 구령이 끝나자마자 다시 넷, 다섯, 열 번까지 이어졌다. 다섯 번째부터는 허벅지가 터질 것 같았다.

'저는 글렀어요. 선생님….'

일곱 번째부터는 냅다 바닥에 누워버렸다. 문어의 세계에는 더한 반전이 남아있었으니 열 번의 우르드바 다누라아사나 끝에 무려 컴 업(우르드바 다누라아사나에서 하체와 허리의 힘으로 그대로 선 자세로 일어나는 자세)이 기다리고 있었다.

'이게 가능하다고?' 이미 나의 체력은 방전된 지 오래였다.

옆 매트에서는 다른 세상이 펼쳐졌다. 힘까지 겸비한 멋진 문어들은 열 번씩 '드롭 백-컴 업'(선 채로 우르드바 다누라아사나로 내려갔다가 다시 올라오는 자세)을 해내고 있었다. 눈으로 보고도 믿기지 않는 풍경이었다. 멍하니 쳐다보다 여기까지 왔는데, 이렇게 누워만 있다 갈 수는 없으니 다시 몸을 일으켰다. 그런데 매트 위에 서긴 했는데, 도무지 뒤로 넘어갈 수가 없었다. 무서웠다.

어물쩡거리고 있을 때 구원의 손길이 다가왔다. 선생님이 잡아주시니까 두려울 것이 없었다. 그렇게 내 인생 처음의 드롭 백-컴 업을 해봤다. 물론 선생님 손이 없어지니 도루묵이 됐지만, 뛸 듯이 기뻤다. KF94 마스크 사이로 웃음이 새어 나왔다.

다음 날 삭신이 쑤셨다. 앉고 설 때마다 할머니처럼 "아구구" 신음 소리가 절로 났다. 집중적으로 괴롭힌 등, 허리와 목 근육이 아우성을 쳤다. 가슴을 여는 게 이렇게 어려운 일이라니. 가슴을 앞으로 굽히는 건 쉬운데, 뒤로 펴내는 데는 많은 수련과 용기가 필요했다. 물리적으로 가슴을 여는 것도 어렵지만, 타인에게 가슴을 여는 건 더욱 어렵다.

사실 우르드바 다누라아사나를 한 번도 겨우 했던 때가 있었다. 한 번 하는데도 온몸의 힘을 다 짜냈는데 도대체 세 번은 어떻게 하는 걸까, 좌절했던 나날도 있었다. 이렇듯 시간이 지나 이 글을 다시 보면 코웃음을 칠 날도 올 테지. '겨우 일곱 번 하고 뻗었다니!' 그때는 드롭 백-컴 업도 나이만큼 삼사십 번 이상 할 수 있는 체력이 붙어있겠지. 그때는 나도 몸과 마음이 열린 문어 같은 사람이 되어있었으면 좋겠다.

제주에서 요가할 결심

삶은 의지와 우연이 뒤섞여 재미있는 곳으로 우리를 데려간다.

다시 회사로 돌아가지 않는 게 목표였던 퇴사 3년 차 백수 두 명은 제주에서 살아보기로 한다. 요가를 좋아하는 동년배 부부의 그림 같은 집을 우연히 만난 탓이다. 한 달살이만 해보려던 것이 일년 살이, 아니 이주 5년 차가 됐다. 계약서 도장을 찍으러 만난 날, 요가 이야기로 수다 꽃을 피우다 두 분이 다니던 요가원을 소개받았다.

8시 30분이 되자 수업이 시작됐다. 한국 하타요가 대부의 제자인 아난다 선생님 역시 하타요가를 가르쳤다. 상체를 다리 위로 굽히는 '파스치모타나아사나'로 시작한 수업에는 '드롭 백-컴 업'도 있었다. 문어들 사이에서 꾸준히 몇 달간 수련한 결과, 잘은 아니지만 혼자서 할 수 있던 나는 '이때다!' 싶었다.

'선생님 저 좀 봐주세요! 저 오늘 처음 왔지만, 드롭 백 컴 업도 한답니다!'

하지만 잘하려는 마음이 앞선 나머지 그만 손보다 머리가 먼저 바닥에 내려와 버렸고, 쿵 소리가 고요하던 수련실을 채웠다. 그때 나지막이 선생님의 음성이 건너왔다.

"조심해."

머리는 하나도 아프지 않았다. 이후 선생님은 무심하게 다가오셔서 핸즈온으로 자세를 잡아주셨다. 일부러 틀리게 해도 좋겠다는 생각도 들었다. 꿈을 꾼 듯한 한 시간이 끝나고 카운터 앞에서 옷을 주섬주섬 입고 있자 선생님이 말을 걸어주셨다.

"요가 잘하던데, 수련 어디서 했어요?"

잘한다는 칭찬에 하늘로 날아갈 것 같은 마음을 붙잡으며 대답했다.

"제주 오기 전에 육지에서 하타요가 수련했는데, 오랜만에 하니 어렵네요. 특히 부장가아사나 할 때 정말 힘들었어요."

"거기선 부장가아사나 몇 분 유지해요?"

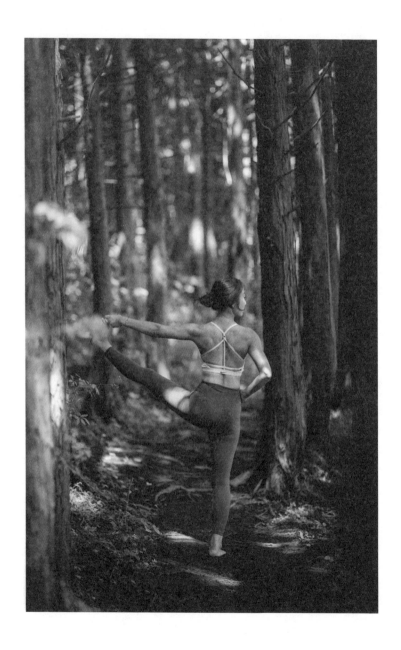

행복은 살 수 없지만 요가는 할 수 있어요

"일반 수업은 3분 정도, 숙련자 수업 때는 10분 정도 했어요."

"3부운?! 너무 짧은데?"

그날 이후 1년 동안 임신하기 전까지 제주에서 요가를 배웠다. 3분에도 벌벌 떨던 나였지만, 선생님 덕분에 30분 부장가아사나를 하는 날도 왔다. 무덥던 어느 여름날, 평소보다 좀 더 깊은 후굴 수련을 했다. 땀을 뻘뻘 흘리며 수련 후 유기견 쉼터 봉사를 했다. 몇 시간 후 몸이 슬슬 추워지더니 하루를 꼬박 앓았다. 소식을 들은 선생님이 다음날 안부를 물어주셨다. 요가 몸살일 수 있으니 푹 쉬라고 전화를 주는 사려 깊은 나의 스승. 뻣뻣한 몸으로 애쓰는 나에게 이런 말도 건네주셨다.

"뻣뻣하면 더 좋은 선생님이 될 수 있어. 네가 수련하며 경험하고 알려줄 수 있으니까."

이후 나는 쌍둥이를 임신했고, 아쉽게 요가 수련은 꽤 오래 쉬게 됐다. 아이들을 출산하고 한 달 후 선생님도 요가 지도를 그만두셨다. 실로 꿈 같은 1년이었다. 선생님 덕분에 요가와 유기견 쉼터 봉사 활동으로 점철된 재밌는 제주살이에 1년만 살아보려던 제주에서 두 아이를 키우며 5년째 살고 있다. 그리고 그림 같은 집에서 '요가베르데'를 시작하여, 제주를 찾는 분들에게 요가로 얻은 에너지를 나눠주고 있다.

제주 요가원장이 된 여의도 직장인

내 오랜 꿈은 커리어우먼이었다. 하이힐을 신고 명품 가방을 들고 출근해 외국인들과 영어로 일하는 모습을 오래도록 선망했다. 미국 회사의 마케터로 취업할 때만 해도 내 꿈은 이제 다 이루어진 줄 알았다.

'열심히 해서 임원도 달아야지. 여성 임원으로 유리 천장도 깨버려야지!'

하지만 현실은 꿈처럼 척척 이루어지지 않는 법. 멋진 직장인들만 가득할 것 같던 여의도는 닭장 같은 흡연 구역에서 흡연하는 넥타이부대로 바글바글했다. 점심시간 아저씨들과 찾아가는 국밥집에서 나트륨 가득한 음식을 먹은 채 더부룩한 속으로 퇴근 시간을 기다리는 시간 중에 직업적인 성취감을 느끼는 순간은 자주 오지 않았다. 취업의 문턱을 어렵게 넘은 이십 대 중반 사회 초년생의 자부심이었던 사원증은 점점 거추장스러워졌다. 본인 흡연 시간마다 팀원들을 대동하던 상사 앞에서 담배 냄새를 맡으며 시답지 않은 신변잡기를 방출해야 했다. 현실에 절여질수록 커리어보다는 회사가 시키는 일을 무료하게 하며 퇴근 시간만 기다렸다.

퇴근하고 행여 늦을까, 구두를 신고 지하철 계단을 두 칸씩 뛰어 오르며 요가원으로 달려갔다. 요가복으로 갈아입고 매트 위에 앉아 숨을 고르면, 하루 사이 쌓인 스트레스와 나쁜 감정들이 호흡으로 흘러 나갔다. 이걸로도 부족해 주말마다 지도자 과정을 듣기 시작했다. 자격증을 따고 두 달 후, 5년의 짧지도 길지도 않은 사회생활을 뒤로하고 매트를 어깨에 멘 채 세계를 여행했다.

500일이 지나 한국으로 돌아와 코로나19를 핑계로 집에 틀어박힌 채 회사로 돌아가지 않고 먹고 살 방법을 궁리했다. 요가 강사로 취업하자니 사회적 거리 두기로 모든 운동 시설이 문을 달아 베테랑 강사들조차 백수였다. 당시 성행하던 온라인 다이어트 플랫폼에 코치로 지원했으나 번번이 탈락했다. 티칭 경력 열 번 미만의 초보 강사는 비빌 곳이 없었다. 뾰족한 수없이 자발적 백수로 지낸 지 어언 1년, 새로운 환경에서 여행하듯 살아보자며 제주에 가게 됐다.

제주살이 첫 집은 디자이너 부부가 손수 지은 공간이라 누가 봐도 아름다웠다. 천고가 높은 거실에는 통창으로 아침부터 햇살이 가득 들어왔다. 식물 몇 그루, 대형 라탄 러그까지 있어 요가 스튜디오로도 손색이 없었다. 게다가 대문 밖을 나서면 200평 대지에 제주스러운 돌담과 귤나무로 둘러싸인 마당이 있었다. 천연 금잔디 위에 매트를 깔고 앉아 새소리를 들으며 하늘을 지붕 삼아 요가를 할 수 있었다. 인도, 발리, 태국, 뉴욕, 심지어 코스타리카까지 유명하다는 요가 도시는 다 다녀본 나는 직감했다.

'이곳은 완벽한 요가 여행을 경험할 수 있는 곳이다!'

봄이 되며 슬슬 마당의 봄 동백과 매화꽃이 피기 시작하자, 겨우내 움츠렸던 마음이 슬슬 새로운 일을 벌이고 싶어졌다. 때마침 SNS에 마당에서 요가하는 사진을 올리자 친구들이 수업을 듣겠다 했다. 요가 초보인 남자친구들까지 대동해 제법 그럴싸한 커플 요가 수업을 했고, 이날 찍은 사진으로 홍보 사진을 만들었다. 여행 플랫폼에 가벼운 마음으로 요가 체험을 등록했다. 가격은 얼마로 매겨야 할지, 공항에서 한 시간이나 떨어진 시골 마을까지 누가 오긴 할까, 반신반의하며 일단 올렸다.

열흘가량 지났을까, 역시 아무런 일도 일어나지 않았다. 그런데 낙담한 지 며칠 후, 신기하게도 두 건의 예약이 연달아 들어왔다.

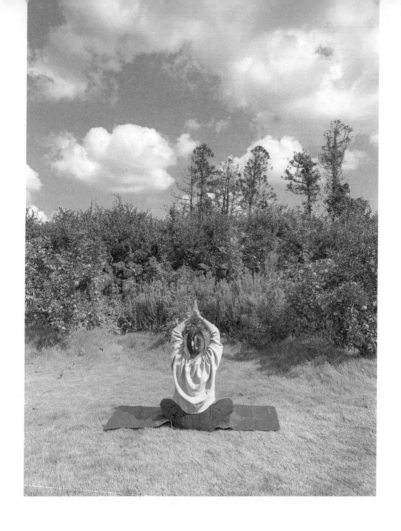

후기도 없는데 예약한 용감한 선구자들이 거짓말처럼 만우절 날 다녀갔다. 용자들이 선하기까지 해서 만점 후기를 남겨주셨다. 후기가 생기니 예약이 많아졌고, 더 많은 후기가 남는 선순환이 시작됐다. 나의 작지만 소중한 능력으로 집에서 돈도 벌고 여행자들도 만날 수 있다는 사실에 그저 신났다.

봄날의 제주에서 작고 소박하게 수업을 하며 후기가 열 개 남짓 쌓였을 무렵, 모르는 번호로 전화가 왔다.

"안녕하세요, 호스트님. 에어비앤비 담당자 OOO입니다. 이번에 제주 독립 책방을 따라 떠나는 여행 기획 기사에 함께 할 만한 체험으로 호스트님의 요가 수업을 소개하고 싶은데 괜찮으신가요?"

괜찮다마다요! 세계여행을 하며 거의 천만 원가량 썼던 플랫폼과 연결될 수 있음에 그저 즐거웠다. (물론 기사가 나오고 예약률이 치솟지는 않았지만) 이후 운이 좋게도 화장품 브랜드 행사에 초대돼 프라이빗한 다원에서 수업을 하고, 유명한 연예 예능 프로그램 촬영도 하게 됐다. 커플 요가 장면이 나간 후에 최연소 6살부터 최고령 75세 어머님까지 남녀노소가 제주 시골 마을에 있는 요가원을 찾아주셨다.

"요가 처음 해보는데, 좋네요."

"선생님 덕분에 서울 가서도 계속 요가 수업 들어보고 싶어졌어요!"

"하고 나니 몸이 개운해졌어요."

"다음에 제주도 오면 또 올게요!"

"어제 호텔에서 마사지를 받았는데, 그거보다 시원해요!" (가장 기억에 남는 말인데, 혼자 오셨던 남자분이 건네주신 후기다.)

여행을 오면 일상보다 좀 더 너그러워지기에 거의 대부분 좋은 말씀을 건네주신다. 수업을 마치며 "나마스떼"(요가에서 하는 인사, '당신 안의 신에게 경의를 표합니다'라는 의미)라고 두 손 모아 인사를 건넬 때, 함께 따라 해주시고 끝나고 나서 박수를 쳐주실 때, 나의 한 시간이 이보다 더 근사해질 수 없다. 사람에게서 에너지를 얻는 외향적 인간인 나에게 이 직업은 적성에 매우 잘 맞는다. 수업 전후로 나누는 대화로 영감도 받고 자극도 된다. 속초에서 비슷한 결의 수업을 하는 요가 선생님, 남양주 카페에서 야외 요가를 해볼까 하는 사장님, 알고 보니 공통의 지인이 있던 분들, 임시보호하던 강아지 수박이가 보고 싶어 한 달 만에 또 찾아온 커플, 비밀로 하고 예약해 찾아온 후배들과 친구의 남자친구, 임신 7개월에 커진 배를 가리지 않고 크롭 티를 입고 요가하던 멋진 임신부, 그리고 평소 팔로잉하던 좋아하는 브랜드의 직원까지.

4년 동안 만난 오천여 분들 덕분에 나도, 요가베르데도 많이 성장했다. '선생님' 호칭을 듣는 게 더 이상 어색하지 않다. 나의 또 다른 적성을 발견했고, 회사 밖에서 뭐 먹고살지 걱정했던 과거의 나는 더 이상 불안하지 않다. 나처럼 회사 밖에서의 삶을 걱정했던 분들에게 이렇게 말해주고 싶다.

"좋아하는 마음에 몸을 맡겨보면 퇴사해도 썩 불안하지 않습니다."

처음엔 운이고, 두 번째는 실력이다

귤밭과 돌담에 둘러싸인 요가베르데 1호점에서의 9개월이 끝났다. 제주에 처음 올 때만 해도 "1년이면 충분하지"라고 했지만, 제주에 온 첫 달부터 계속 살 궁리를 하게 됐다. 1년만 계약한 첫 집이기에 이사 갈 곳을 찾아야 했다.

하지만 아직 팬데믹이 끝나지 않은 제주도는 나처럼 길게 지내려는 수요가 많아 집 구하기가 하늘의 별 따기였다. 처음 집을 구할 때는 둘이서 살기 좋으면 그만이었으나, 이제는 요가하기 좋은 조건까지 맞아야 했다. 정식으로 상가를 계약하고 인테리어해서 요가원으로 운영할 자신은 없었기에, 집에서 요가 수업을 할 수 있는 곳을 찾았다. 잔디 마당이 있는데 통창으로 제주스러운 풍경도 보여야 하는 곳. 거기다 높지 않은 예산 범위에 들어오는 집은 '나 여기 있소!' 하지 않는다.

몇 달간 발품과 손품을 팔았지만, 소득이 없었다. 이대로 다시 육지로 가야 하나 고민할 무렵, 가수 요조님이 책방을 연 작고 조용한 동네에서 소박한 집 한 채를 만났다. 1호점에 비하면 아쉬운 점이 많았지만, 이것저것 따질 처지가 아니었다. 억새가 보이는 마당이 있었지만, 잔디가 고르지 않았고 실내도 매트 3개를 겨우 깔 정도로 작았다. 그렇지만 일단 거처를 옮겼다. 설상가상으로 친정에 보관하던 신혼살림 3.5톤 화물까지 반 포장 이사로 받았다. 집 정리에는 일주일 이상이 걸렸고, 체력은 바닥을 쳤다. 요가 수업은 잠정 중단한 채 매일 산더미 같은 짐에 치여있을 무렵, 1호점에서 수업을 들으셨던 분에게서 반가운 연락이 왔다.

"선생님, 지난번에 요가하고 좋아서 이번에 제주도 일주일 동안 가는 김에 또 요가하러 가려고요! 이사 가신 곳으로 가면 될까요? 있는 동안 최대한 수업 많이 듣고 싶어요!"

"우와! 정말 감사해요. 그런데 새로 이사한 지 얼마 안 돼서 정리가 덜 됐는데, 괜찮으시겠어요?"

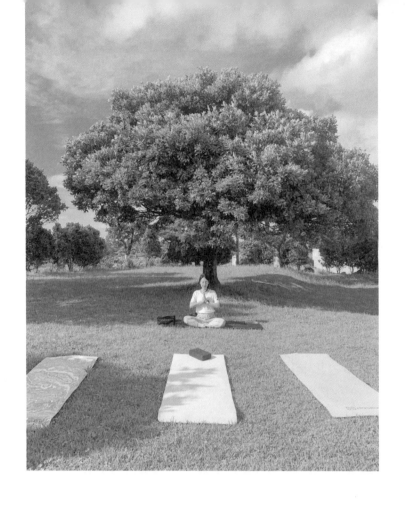

　일단 안 보이게 방으로 다 밀어 넣어 눈에 보이는 짐부터 정리해
우당탕탕 연 2호점에서 첫 수업을 시작했다. 어수선했을 텐데 첫날
엔 혼자, 다음날은 딸과 함께, 그다음 날엔 동생까지 데려오셨다.
제주 일정이 끝나고 포항으로 돌아가서서는 무려 과메기를 집으로
보내주기까지 하셨다. 몇 번이고 와주신 발걸음은 '새로운 곳에서

시작해 봐도 괜찮다'는 격려와 응원 같았다.

엉겁결에 2호점에서의 수업이 시작됐다. 현관에 들어오자마자 부엌 싱크대가 보여 다들 당황하셨지만, 이내 통창으로 들어오는 풍경을 보며 조용한 제주에서의 시간을 즐겨 주셨다. 근처에 걸어서 갈 수 있는 카페도, 식당도, 아무것도 없는 외딴 요가원. 최대 인원 세 명의 작은 2호점에서 수업을 해보니 새로운 질감의 자신감이 생겼다. 여기서 해낸다면 나는 어디에 가서도 요가 수업을 할 수 있다!

추웠던 겨울이 끝나갈 무렵, 도보 1분 거리에 있는 넓은 공원을 발견했다. 너른 운동장 전체를 감싼 봄 동백이 흐드러지게 피는데, 이곳을 아는 사람은 없었다. 걷기 운동이나 허리 돌리기를 하는 동네 어르신 한두 분이 전부였다. 벚꽃 시즌에는 동백과 벚꽃이 함께인 진풍경을 볼 수 있었다. 이곳에서 야외 요가 수업을 진행해 보았다. 아름드리 멋진 나무 그늘 아래 초록 잔디밭에서 시원하게 몸을 풀 수 있었고, 함께 해주신 분들도 좋아해 주셨다. 2호점이 좁아 아쉬웠던 참에 생각지 못한 멋진 공간을 덤으로 선물 받은 기분이었다. 마을 청년회에서 주기적으로 잔디를 관리하셔서 여러모로 안성맞춤이었다.

"여기서 이렇게 요가를 할 줄은 몰랐네요. 제주에서 군 생활했는데 여기로 종종 축구하러 왔었거든요."

어느 날엔 여자친구와 함께 오신 분이 수업이 끝나고 알은체하셨다. 나만의 공간인 줄 알았는데, 군인들도 아는 곳이었구나. 사실 알고 보니 이곳은 마을 단합대회의 장이었다. 날이 따뜻해질수록 각종 마을 행사, 야유회가 열렸다. 이 한갓진 곳에 음식 냄새와 시끌벅적한 소음을 접하니 생경했다. 하루는 조기 축구회의 가족 동반 대회와 수업이 겹쳤다. 몇 번 부딪힌 이후 결국 마을 청년회장님과 독대했다.

"선생님, 이 사람들은 돈 내고 대관하는 거라서 요가 수업이랑 겹치니까 불편해합니다."

"저도 여기 마을 주민인데요. 공원이라서 비용을 내고 오시는지 몰랐어요. 앞으로는 행사가 잡혀있는 날에는 피해서 할게요."

잘 정리됐지만, 이날 이후 마음이 불편해졌다. 돈 내고 요가 수업을 들으러 온 분들에게도 미안했다. 그 무렵 나는 쌍둥이를 임신하게 되었다. 한 명도 아닌 두 생명체를 품고 이렇게 변수가 많은 곳에서 수업을 지속할 수 있을지 고민이 깊어졌다. 수업을 접자니 이미 본업이 된 참이라 수입원이 필요했다. 4인 가족이 돼서 돈은 더 벌어야 하는데, 나는 앞으로 뭘 해야 할까? 입덧으로 몸은 처졌는데, 고민과 몽상들이 솟구쳐 오르던 며칠의 밤이 흘렀다.

그리고 또 하나의 선물 같은 기회가 찾아왔다.

쫄보의 무자본 창업, 지원사업에 도전하다

나는 쫄보다. 위험을 감수하는 것을 극도로 싫어한다. 그래서 창업은 용감한 사람들의 먼 나라 이야기였다.

우리 부부가 퇴사한 비슷한 시기에 남편의 절친한 입사 동기들도 퇴사했다. 우리가 세계여행을 할 동안 그들은 창업을 했다. 여행 후 제주에 내려와 유유자적 사는 동안 그들은 잘 키운 회사를 매각하고 큰돈을 벌었다. 그들의 창업기를 보며 어깨너머로 배운 게 있었으니, 바로 무자본 창업이었다.

정부에서 창업 지망생, 혹은 창업한 기업에 지원해 주는 제도는 굉장히 많았다. 사업 자금 지원부터 인건비, 사무실 임차비, 멘토링, 수출 지원까지 종류도 다양하다. 지원해서 되면 좋고 안 돼도 잃을 게 없었다. 실패, 특히 내 돈을 잃는 것에 매우 보수적인 나는 솔깃해졌다. 취미로 시작한 요가 수업을 본격적으로 사업화해 보기로 했다. 때마침 2호점 야외 요가 수업을 한창 하던 때였고, 지원 사업 공고도 많이 올라온다고 했다.

막상 지원하려니 무슨 단어로, 어디서 검색하는지 도통 감이 잡히지 않았다. 스타트업 교육 업계에서 일하는 지인에게 물어 겨우 제주에서 모집 중인 한 지원사업을 찾아냈다. 검색하는 것부터 어려웠는데, 더 큰 난관이 기다리고 있었다. 10장 이상의 사업계획서를 제출해야 했다. 사업계획서를 쓰는 것도 어려웠는데, 익숙하지 않은 한글 프로그램으로 작업하는 것도, 제출할 서류들을 각종 정부 사이트에 가서 발급받는 것도 여간 버거웠다.

'귀찮은데 하지 말까. 어차피 안 될 것 같은데….'

할까 말까 고민하다 마감 당일 아침에 부랴부랴 작성하기 시작했다. 마감 시간 1분 전에 겨우 제출 버튼을 눌렀다. 그런데 막상 제출하려 하니 집에서 차로 20분 거리에 있는 읍사무소에 방문해서 발급받아야 하는 서류가 있었다. 진작에 미리 할 걸, 후회해도 소용 없었다. 결국 필수 제출 서류 중 몇 가지는 누락한 채 지원서를 냈다. 급하게 내느라 주최 측에서 요구한 파일명으로 수정도 못한 채 성의 없게 제출했다. 이럴 거면 내지 말까 끝까지 고민했지만, 옆에

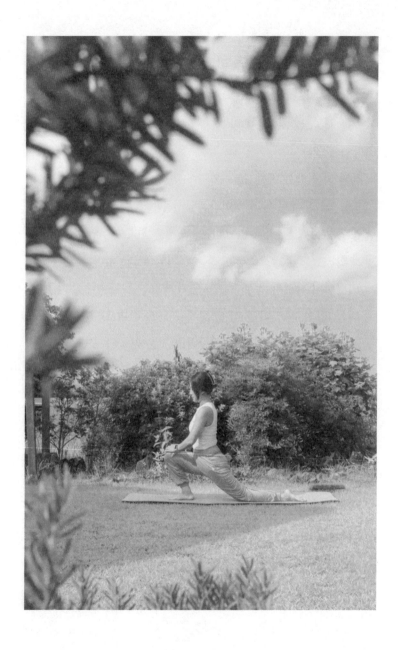

서 일단 내보라고 부추겨준 남편 덕분에 했다.

광속 탈락할 줄 알았는데, 며칠 후 하늘에서 동아줄이 내려왔다. 부족한 서류를 보완해서 다시 제출하라는 메일이 왔다. 그때부터 희망이 보였다.

'잘만 하면 해볼 만하겠는데?'

바로 읍사무소로 달려가 인감증명서를 발급받고, 민원24 사이트에서 유랑 중이던 서류들도 발급받아 제출했다. 일주일 후, 서류 전형에 합격했으니 발표하러 오라는 문자가 왔다! 이러다 진짜 되는 거 아니냐며 남편과 농을 주고받으며 발표 자료를 만들었다. 회사에 다닐 때 밥 먹고 하던 게 발표 자료 만들고 발표하던 일이라 오랜만에 하니 재밌었다. 다만 퇴사하고 3년 만에 다시 만들려니 감을 잃은 게 문제였다. 다시 한번 지원사업 공고를 찾아보는 법을 알려준 친구의 도움을 받아 산으로 갈 뻔한 자료를 그나마 봐줄 만하게 만들었다. 머리에만 있던 아이디어들을 사업 계획으로 써 내려가다 보니, 떨어지더라도 이대로 사업을 해보고 싶어졌다.

발표 날은 산부인과 정기 검진 날과 겹쳤는데, 두 아이가 잘 크고 있는 걸 확인하고 나니 마음이 산뜻해졌다. 가벼운 마음으로 발표를 마치고 나니 주최 측 건물 시설도 눈에 들어왔다. 이런 곳이라면 합격해서 계속 오고 싶은 마음이 들었다. 그러나 함께 참관한 남편의 반응은 미지근했다. 이번 사업의 취지와 내 발표 내용이 좀 어긋

나는 것 같아 안 될 것 같다고. 심사위원들과 질의응답을 하며 나도 동감했다. 그렇게 애써 마음을 비웠다.

열흘 후, 입덧으로 몸져누워 있던 때 문자 한 통이 왔다.

'합격자 명단이 홈페이지에 올라왔으니 확인하시오.'

마음은 비웠지만, 그래도 실낱같은 희망을 안은 채 홈페이지에 접속했다. 합격자 열 명 중에 내 이름이 있었다!

임신 후 일을 대폭 줄이며 자존감이 떨어져 있던 상태에서 오랜만에 성취감을 맛봤다. 퇴사하고 긴 여행을 하면서 할 줄 아는 게 없어진 기분이었는데, 나도 아직 쓸모가 있다는 사회적인 효능감을 느꼈다. 이제 사업을 하다 넘어져도 다치지 않을 만큼의 모래사장이 생겼다. 사업 지원금으로 비자림 숲길에 있는 멋진 공간을 임차했고, 나보다 실력 있는 선생님들도 모실 수 있게 됐다. 요가원을 하면 꼭 놓고 싶었던, 방콕 요가티크에 있는 걸 보고 감동했던 만두카 요가매트도 사고, 정식으로 디자이너에게 의뢰해 로고와 굿즈도 만들 수 있었다.

뱃속의 아이들과 함께 요가 사업도 조금씩 커졌다. 임신하면 일을 접어야 하는 줄 알았는데, 오히려 선생님들을 채용하니 수업과 수입은 늘어났다. 1년 후, 아이들이 태어나 백일을 갓 넘겼을 때 또다시 지원사업에 지원했고, 2년 연속 선정됐다. 그리고 또 1년이 지나 아이들이 어린이집에 갈 무렵, 한국관광공사 관광벤처 기업으로 선정되는 쾌거를 이루었다. 사업 지원금과 각종 지원을 등에 업고 쫄보는 해보고 싶던 일들을 하나둘씩 벌일 수 있었다. 지원사업 덕분에 요가하며 세계여행을 할 때부터 막연하게 그려온 '한국에서 여행자들에게 요가 여행하는 공간을 만들어 요가를 나눈다'는 꿈에 한 발짝 다가가고 있다.

제주도 숲길 요가원, 3호점의 시작

정부 지원사업 합격 발표 이후 주최 기관의 촘촘한 일정은 게으른 나를 가만두지 않았다. 일단 지원금을 절차에 맞게 지출하기 위한 회계 교육과 생소한 정산 시스템 교육을 종일 받았다. 경영학과를 졸업했으나 수학과 회계는 젬병이라 오랜만에 머리가 지끈거렸다. 나랏돈을 쓰는 절차와 정산 증빙 서류는 상상 이상이었다.

교육 다음 날, 회계 기준에 맞춰 사업계획서를 수정하고 제출해야 했다. 멋모르고 대충 써둔 항목들을 10원 단위까지 정확하게 맞췄다. 어찌나 까다로운지 파일명은 '최종, 최최종, 최최최종, 진짜 최종'까지 만들어졌다. 제출 후 홀가분하게 외식하러 나갔다가 수

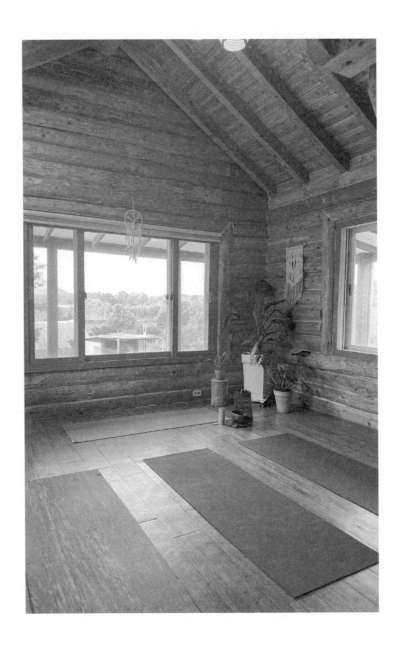

정 요청 전화를 받고 햄버거 가게에서 급히 노트북을 열어 고치기까지 했다.

이후 다시 기관에 방문해 인감을 찍으며 협약 체결을 했다. 3일 후에는 보증보험에 가입하고 지원금 전용 통장과 카드를 만들기 위해 왕복 2시간 거리의 시내를 또 갔다. 쌍둥이를 임신한 몸으로 다니기에는 살짝 버거웠다. 하지만 새롭게 주어진 기회에 힘든 줄 몰랐다. 그 사이, 요가 스튜디오로 사용할 공간을 임차했다. 잔디 마당에서 오름이 보이는 통나무집을 발견했다. 임장하고 계약까지 걸린 시간은 단 3일. 마음에 드는 공간을 찾기란 꽤 어려웠다. 기다린다고 하늘에서 뚝딱 떨어지는 건 아니니 위치와 풍경에 우선순위를 두고 조금 아쉬운 인테리어는 감수하기로 했다. 제주에서 세 번째로 찾는 집이다 보니 의사 결정을 빨리 내릴 수 있었다.

나는 제주 동쪽에서도 '송당' 마을을 좋아한다. 비자림 숲과 오름들 사이에 있는 작은 시골 마을이지만 아기자기한 상점과 빵집, 카페와 맛집들이 즐비해 있다. 유명해지기 전 망원동 느낌이 난다. 늘 송당을 지날 때마다 '여기에 요가원이 있으면 좋겠다'고 생각했다.

상상은 현실이 된다고, 송당에 요가원을 만들게 됐다.

주인 내외와 공유하는 마당이긴 하지만, 넓고 잘 관리되며 가리는 것 없이 오름을 보는 전망에 반했다. 직접 목수가 편백나무로 지은 통나무집이라서 감성 있고 모던한 인테리어와는 거리가 있으나 집에 들어가자마자 나는 나무 향이 좋았다. 절에 온 듯 마음이 편안해지는 천연의 향기. 지은 지 10년이 됐는데도 깨끗하게 관리돼 소품만 잘 배치하면 요가원으로 손색이 없을 것 같았다.

계약 후 본격적으로 공간을 손보기 시작했다. 기존에 펜션으로 운영됐던지라 처음 임장을 왔을 때 오래된 펜션 느낌이 가득했는데, 가구를 치우고 커튼만 새로 달았더니 훨씬 근사해졌다. 여기에 인테리어 전문가를 모셨다. 바로 20년 넘게 가구와 인테리어 소품점을 하는 엄마. 임신 중이라 힘을 쓸 수 없어 엄마와 남편이 함께 가구를 옮겨줬다. 눈엣가시 같던 싱크대의 주황색 타일도 옥탑방에 있던 예쁜 레이스 커튼으로 가리니 훨씬 볼만해졌다. 혼자서는 커튼 봉을 늘리는 것도, 연결하는 법도 몰라 새로 샀을 텐데 엄마 덕분에 돈을 들이지 않고도 근사하게 꾸몄다. 가구와 가전제품의 배치를 바꾸고, 이케아에서 사 온 몇 가지 소품으로 꾸미니 펜션이 요가원으로 탈바꿈했다.

엄마의 개업 선물로 함께 시내에 나가 화원에 들러 어울리는 화분도 두었다. 넓은 극락조와 야자나무는 통나무집과 조화로웠다. 수십 년간의 가드닝 경력의 엄마 조언대로 하니 공간에 활기가 돈다. 자연에 둘러싸여 새소리를 들으며 통나무집에서 요가를 하면 저절로 건강해질 것 같은 기분이다.

그동안 집과 공원에서 수업하느라 떳떳하게 요가원이라고 공개하지 못했던 불편함이 싹 가셨다. 오로지 요가 수업을 위한 공간이 생기자 해보고 싶은 콘텐츠들이 마구 떠올랐다. 요가, 명상, 몸과 마음을 건강하게 하는 리트릿 프로그램, 건강한 음식 나누기 등. 퇴사하고 요가 세계여행을 하며 막연하게 상상했던 것들이 현실로 하나둘씩 실체를 드러내기 시작했다. 이렇게 만들어진 요가베르데 송당점은 오픈 후, 현재까지 약 5천 명 이상의 여행객이 다녀갔다.

'실내가 나무 건물이라 숨만 쉬어도 힐링되는 기분이었어요. 전망이 너무너무 좋아요.'
'예쁜 통나무집에 오름도 보이는 요가베르데, 사진보다 실제로 가보면 더 예쁘고 분위기가 너무 좋아요. 고즈넉하고 평안한, 고요한 느낌! 공간 자체가 힐링이에요.'

남겨주시는 후기로 내가 처음 이 공간을 구했을 때의 마음을 되새기곤 한다. 공간을 운영하는 데 크고 작은 애로사항은 있지만, 제주도 시골 마을에 있는 작은 요가원에 찾아주는 발걸음에 감사하다. 1시간 요가 수업을 마치고 나갈 때 한층 더 편해지시길 바라며 오늘도 요가원을 쓸고 닦는다.

임신과 육아는 창업에 방해되지 않는다

예전부터 커리어에 있어서 임신은 크나큰 제약이라는 생각을 해왔다. 임신을 하면 입덧 때문에 변기를 붙잡고 하루 종일 토하는 줄 알았다. 출산 후에는 육아하느라 일을 못 해 경단녀가 되는 줄 알았다. 특히 육아휴직 제도 바깥에 있는 자영업자나 프리랜서는 돌아갈 곳이 없기에 더욱 경력이 끊기지 않을까 두려웠다. 결론부터 말하면 임신은 구멍가게처럼 하던 요가 수업을 사업화한 전환점이 되었다.

이사를 하고 새로운 곳에서 요가 수업을 시작한 지 한 달도 되지 않아 소중한 생명들이 찾아왔다. 한 명도 아닌 둘씩이나! 가족 중에는 쌍둥이 유전자가 없는데 일란성 아들 쌍둥이가 자라나고 있었다. 경이롭고 감사했지만, 문득 겁이 났다. 요가 수업은 몸을 쓰는 일이라 임신을 하면 수업을 못 하는데 어쩌지? 임신 기간은 어찌저찌 버틴다 해도 아이들이 태어나면 육아하느라 수업은 못할 텐데, 내 수입은 어떻게 되는 걸까? 일단 임신을 하면 요가를 못 가르칠 줄 알았다. 임신 사실을 알게 된 임신 4주차부터 요가를 해도 되는지 백방으로 찾아봤다. 한 명 빼고는 소위 말하는 안정기인 12주 전까지는 모두가 요가를 만류했다. 자연 출산으로 셋이나 낳은 친한 원장님은 다를 줄 알았는데, 그녀 역시 반대했다.

"요가가 하고 싶겠지만 12주까지는 참아요."

딱 한 명, 예능에 출연해 '안정 빼고 다 하라'는 명언을 남기신 다태아 출산 전문가 서울대 전종관 교수님을 제외하고는. 듣고 싶은 답을 찾았으니, 모두의 반대를 무릅쓰고 살살 몸을 움직였다. 그래도 조심스러워 수업 요청의 대부분은 보류했고, 열려 있던 수업도 모두 닫았다. 먼저 예약이 잡힌 수업만 임신부라고 양해를 구하고 진행했다. 그런데 막상 수업을 해보니 예전과 다를 게 없었다. 오히려 좋은 점이 생겼다. 몇 가지 시연 동작에 제약이 생기자(임신부가 하면 안 되는 배를 바닥에 대거나 몸을 비트는 자세), 그 시간에 수강생들의 움직임을 더욱 유심히 보고 자세를 잡아줄 시간이 많아졌다. 설명을 잘하면 시연 없이도 수업을 충분히 이끌 수 있었다. (하타요가의 대부 한주훈 선생님은 90분 동안 의자에 앉아, 단 하나의 시연 없이 말로만 안내하신다!)

　무엇보다 수업을 마치면 나부터 생기가 돌았다. 입덧에 속이 부대낄 때도 수업을 하고 나면 싹 가셨다. 수강생들이 전해주는 긍정적인 피드백과 에너지에 기분도 덩달아 좋아졌다. 비록 예전보다 체력이 많이 떨어져 하루에 수업 하나 이상은 할 수 없었고, 쌍둥이라 그런지 제법 빠르게 불러오는 배에 언제까지 수업을 할 수 있을지 알 수 없었지만. 임신을 하고 모두가 만류하던 때에도 잘했으니, 앞으로도 할 수 있지 않을까? 임신 후에도 내가 좋아하는 일을 이어갈 수 있어 행복했다.

　그렇게 태교 겸 요가 수업을 이어가던 중, 정부 지원사업 덕분에 요가원 공간을 임차했다. 집에서 수업할 때는 선생님을 채용할 엄두를 전혀 내지 못했다. 강사료와 세금을 제하고 나면 수업을 유지하는 게 이득일까, 내가 지향하는 수업 방향과 맞는 선생님을 구할 수 있을까, 그렇다고 언제까지 이렇게 불러오는 배를 안고 수업을 할 수 있을까. 여러 가능성을 타진해 봤다. 독립적인 공간도 생겼겠다, 좋은 분을 모시는 게 맞다는 결론이 나왔다.

　요가를 혼자서 가르치는 것과 원장으로 강사를 채용하는 것은 또 다른 세계였다. 단순히 수업을 잘하고 경력이 많고 적고를 떠나

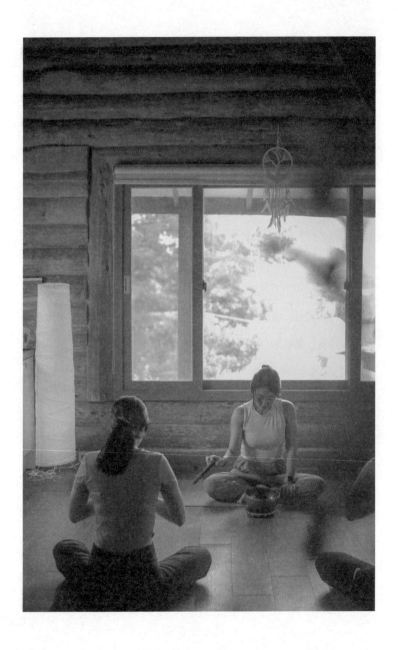

요가베르데를 찾는 분들이 여행 같은 요가 수업을 경험하길 바라기에, 나와 스타일이 잘 맞는 분이어야 했다. 채용 공고를 썼다 지우길 몇 번, 결이 맞는 분들을 찾기 위해 면접을 보고, 채용이 되어도 수업에서 챙겨야 할 사항들과 수강생들의 후기는 괜찮은지까지. 신경 써야 할 것이 한두 개가 아니었다. 여러 번의 시행착오 끝에 드디어 나와 에너지가 맞는 선생님을 만났다! 제주 한 달살이를 해보니 좋아서 더 머물고 싶지만, 마땅한 방법이 없어 육지로 돌아가려던 찰나에 구인 공고를 봤다며 따뜻하게 지원 의사를 밝힌 지은 선생님.

그렇게 인연을 맺은 덕분에 나는 임신 중기부터 수업을 쉬며 사업 운영에만 매진할 수 있게 됐다. 출산 날에도, 신생아 육아로 요가원에 쉬이 갈 수 없는 상황에서도 선생님이 책임감 있게 요가베르데를 지켜주었다. 혼자서 수업하는 것과 다른 선생님이 함께 해주는 것은 차원이 달랐다. 선생님 덕분에 요가베르데는 한 단계 성장할 수 있었다. 임신으로 커리어가 끝나는 줄 알았지만, 오히려 사업은 커졌다. 임신을 하지 않았다면, 아직도 나는 혼자서 내 체력과 시간을 갈아 넣어 작게 꾸려나가고 있었을 것이다. 임신 덕분에 직원의 중요성과 사업을 키우는 방법에 눈이 트였다.

좋아하는 취미가 일이 되고, 마음속으로 간직하던 꿈을 현실로 만들어 내는 요즘. 임신, 출산, 육아를 하며 속도는 느릴지언정 멈추지 않고 나만의 속도로 가고 있다. 과거의 나보다 한 뼘 자라있으면 그걸로 되었다. 앞으로 나에게 남은 과제인 육아와 일의 양립 역시 내 속도대로 잘 해낼 자신이 생겼다. 닥치지 않은 미래를 걱정하는 대신 오늘 하루에 최선을 다하자.

왜 아무도 안 와요?

회사에 다닐 때는 유관부서가 너무 많은 게 불만이었다. 뭐 하나 하려면 여기저기 다 허락을 맡아야 해서 늘어졌다. 하지만 1인 사업자가 되어보니 복에 겨운 소리였음을 깨닫는 데는 오래 걸리지 않았다. 하나부터 열까지 다 챙겨야 하는데, 매뉴얼이 있는 것도 아니라, 직접 몸으로 부딪치며 배워야 한다. 회사 밖 사회는 늦었다고 봐주지 않는다. 깜빡하고 세금을 늦게 납부하면 살벌한 가산세가 붙는다. 세금의 종류가 참으로 다양해, 뒤돌아서면 또 다른 세금을 내야 할 때가 온다. 상품 기획부터 플랫폼 관리, 홍보, 고객 응대, 인사(HR) 업무, 청소, 인테리어, 그리고 정산까지 알아서 해야 한다.

당연히 알려주는 사람은 아무도 없다.

담당하는 정규직 직원이 있으면 좋겠지만 월급과 고용주가 부담하는 4대 보험료는 생각보다 비용이 많이 들었다. (이 시점에서 다시 한번 회사에서 4대 보험을 내주는 직장인 신분의 소중함을 깨닫는다.) 외주는 곧 비용이므로 내 몸 하나 갈아 넣어 비용을 아껴야 하는 1인 사업자는 늘 정신없고 바쁘다. 정보가 많을수록 비용을 아낄 수 있다. 그러므로 사장은 부지런해야 한다. 급하지만 크게 중요하지 않은 잡무들을 하다 보면 정작 중요한 내 사업을 홍보할 시간이 늘 부족하다.

'오늘 요가하기 좋은 날씨인데, 왜 아무도 안 오지?'

'우리는 오늘 예약된 수업이 없는데, 옆 동네 요가원 SNS에 올라온 사진을 보면 사람이 많네?'

'예약이 별로 없어서 제주도 여행 비수기인 줄 알았는데, 옆에 있는 맛집은 아직도 줄을 서서 먹잖아?'

'이번에 새로 기획한 수업 들어보면 참 유익할 텐데, (피 같은 홍보비도 쓰면서 광고했는데) 왜 예약을 안 하지? 별로인가?'

'내가 퇴사를 안 하고 지금껏 회사에 다니고 있었으면 얼마를 받았을 텐데….'

사업을 시작하니 늘 비교하게 된다. 비교하면서 땅굴을 파고 들어가면 끝도 없다. 그래서 작은 사업체의 1인 사업자는 과거의 나

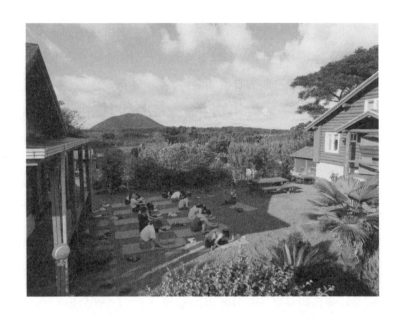

를 비교 대상으로 삼기로 했다. 전년 동기 대비 매출과 이용자 수를
비교하며 외부로 향하는 못난 마음을 내부로 가져오려 노력한다.
다행히 작게 시작해서인지 여태껏 작년 동기 대비 매출이 빠진 적
은 없다. 버틴 시간만큼 후기와 함께 하는 파트너들도 생겨 점점 사
업은 커지고 있다.

　하지만 사업이 그렇게 순탄할 리가 없지. 내 마음 같지 않은 일들
이 깜빡이도 없이 치고 들어온다. 점점 회복하는 시간이 빨라지고
있지만, 여전히 어디서 터질지 모르는 문제들로 살얼음판 위를 걷

는 기분이다. 특히 사람의 몸과 마음을 상대하는 일이라서 언제나 조심스럽다. 힐링하러 요가하러 왔다가 행여 다치진 않을지, 수업은 만족스러웠을지, 오는 길을 헤매진 않을지, 안 좋은 후기가 달리진 않을지 등, 모든 것이 다 걱정거리다. 요가원이 조용한 시골 마을에 있다 보니, 주차 문제로 민원도 종종 받는다. 게다가 꽤 많은 선생님을 겪어봤는데, 지각은 그렇다 쳐도 수업 당일에 메시지 하나 보내놓고 잠적하는 등 상식을 벗어나는 경우도 있었다.

일일이 나열하면 밤새 떠들 수 있을 만큼 크고 작은 해프닝들이 있지만, 제주 중산간 마을의 작은 요가원을 찾아주시는 마음에 매일 감사하다. 회사 밖은 지옥이라지만 두 세계를 모두 경험해 보니, 어디든 내 마음과 같지 않은 사람들과 사건들은 존재한다. 직장인, 자영업자, 프리랜서 혹은 백수여도 사람과 관계된 크고 작은 문제는 도처에 있다. 매일 이랬다저랬다 널뛰기하는 내 마음조차 어쩔 수 없다. 내가 회사에 있든, 회사 밖에 있든 관건은 내가 얼마나 단단하게 중심을 잡고 회복 탄력성을 높이느냐는 것이다.

바닷가재는 성장 과정에서 몸이 커질 때 껍질을 벗지 않으면 일찍 죽고, 탈피만 제때 하면 길게는 100년 이상도 살 수 있다고 한다. 껍질 안에서 아등바등 애쓸 시간에 껍질을 벗고 나와 더욱 성장할 시기가 있는 것이다. 특히 월급을 줄 직원이 있는 사장이라면 우

울해할 시간이 없다. 항상 시간은 없고 피곤함에 절어있지만, 더 많은 사람이 제주에서 요가를 하며 행복하다는 감정을 느끼게 하고 싶다. 요가베르데를 위해 시간을 내주는 선생님과 고객들, 그리고 내 가족들을 위해 내가 할 수 있는 최선을 다할 것이다.

요가원 마케팅, 후기가 곧 자산이다

자영업자에게 온라인에 쌓인 후기는 곧 자산이다. 김밥 한 줄을 사 먹더라도 방문자 리뷰나 블로그 후기를 본다. 좋은 게 좋은 거라고, 실패하는 선택을 하기 싫어하는 게 인간의 본성인지라 후기는 많을수록, 좋은 후기가 많으면 더 많은 선택을 받는다. 식당에 가면 영수증 리뷰나 SNS에 후기를 올려주면 음료수를 무료로 주는 이벤트를 자주 볼 수 있는 게 다 이런 이유에서다.

사업자 등록을 하고 포털 사이트 지도에 업체 등록을 하고 나면, 며칠 동안 갑자기 모르는 번호로 쉴 새 없이 전화가 빗발친다. 바로 마케팅 대행사들인데, 대부분 개인 휴대폰 번호로 와서 고객 전화일까봐 안 받을 수도 없다. 들어보면 대략 한 달에 10~20만 원 사이의 비용으로 블로그와 영수증 리뷰를 대리로 작성해 주고, 알고리즘상 상위 노출이 될 수 있는 몇 가지 작업을 해준다고 한다. 실제로 보면 정말 그럴듯하게 후기가 쓰인다. 마치 길거리에 즐비한 휴대폰 대리점처럼, 수많은 광고회사가 성행하는 데는 그만큼 후기가 돈인 세상이기 때문이다.

이런 정글 같은 자영업의 세계에서 아직 요가베르데는 광고회사의 도움 없이 순수 내돈내산 고객들의 후기로 살아남고 있다. 물론

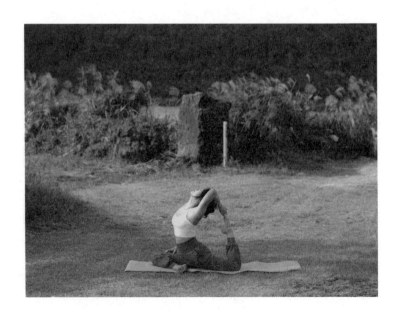

상위노출 시켜준다길래 잠시 혹해서 결제 직전까지 간 적도 있었다. 명색이 창업 전에 마케터로 일했는데, 광고회사에 돈을 쓰기에는(쓸 돈도 없었고) 자존심이 허락하지 않았다. 광고에 집중할 시간에 고객 경험을 발전시키는 게 우선이었다. 적지 않은 돈을 지불하고 나의 공간에 찾아주신 분들이 돈이 아깝지 않았다는 경험을 하게 하면 좋은 후기는 저절로 따라온다고 믿는다.

남에게 기대는 대신 내가 할 수 있는 것부터 해보기로 했다. 자체적으로 리뷰 이벤트를 만들었다. 초반에는 할인도 해봤고, 요즘에는 작은 선물을 드린다. 오셨던 분들에게 직접 메시지를 돌려 후기 작성을 부탁하기도 했다. 주 고객들은 인스타그램을 많이 보기 때문에 요가베르데 계정에 사진과 릴스를 만들어 올렸다. 동시에 제주도 여행 정보를 찾기 위해 많이 보는 네이버에서 광고도 하고, 블로그에는 조금 더 자세한 홍보 글을 썼다. 정규 수업을 늘리고 싶을 때는 당근마켓에도 글을 쓰고 광고도 해봤다. 유튜브나 틱톡까지 하면 좋으련만 내 몸은 하나고, 인스타그램에 글 1개 올리기도 벅차다. 언제나 1일 1포스팅이 목표지만 1주일에 1개도 못 올릴 때가 많다. 홍보뿐만 아니라 수업의 질과 공간 경험, 위치, 찾아오는 길, 주차, 시설 등 1시간 원데이클래스에도 챙길 게 많다.

'친구와 둘이 들었는데 처음부터 끝까지 선생님이 준비하신 것들에서 선생님의 열정과 따뜻함이 느껴져서 정말 좋았어요. 공간도 너무 좋고, 잊지 못할 추억 가지고 돌아갑니다. 감사해요!'

'제주도 최고의 경험이었어요! 일단 위치도, 요가 스튜디오도 너무나 제주스럽고 소규모 레슨이라 선생님이 꼼꼼하게 자세히 봐주셔서 정말 만족스러웠습니다. 한 달 살기 거의 끝날 무렵에 알게 되어 아쉬웠어요. 정말 좋은 추억이 되었어요.'

감사하게도 수백 개의 후기가 쌓였고, 대부분 좋은 말들이다. 물론 돈이 아까웠다거나 기대에 못 미친 점도 있었을 텐데, 공개적으로 남겨주지 않아 감사하다. 사람마다 취향과 요가 경험, 수련 정도, 수업에 기대하는 바가 모두 다르기에 같은 수업을 들어도 누군가에게는 '인생 요가'지만 다른 이에겐 최악일 수도 있다. 그럴 때마다 개선할 점은 적극적으로 취하되 모든 말을 마음에 담아두지 않으려 한다.

후기는 사장과 가르치는 선생님에게도 무척 큰 힘과 위로가 된다. 오늘도 요가베르데 후기를 찾아보며 에너지를 충전한다. 부디 앞으로 오시는 분들도 앞서 오신 분들의 후기와 같은 마음이기를.

육아와 사업은 힘들고 재미있다

'오늘의 내가 만드는 내일'이라는 문장을 쓸 때마다 의지가 생기는 동시에 마음이 무겁다. 대개 오늘의 나는 게으르고 늘어져 있기 때문이다. 매일 다이어리에 적는 할 일 목록은 지워지지 못한 채 남아있는 경우가 다반사다. '내 일(My Work)이 만드는 내일(Tomorrow)'로 바꿔보면 마음이 한결 가벼워진다. 오늘 해야 할 일을 묵묵히 하다 보면 내일 해야 할 일이 생기는 거니까. 누가 일을 주지 않아도 내가 오늘 한 일로 내일이 조금은 더 풍성해질 수 있다.

"제 인생에는 요행수가 없어요. 그래서 늘 120% 노력해야 해요."

최근 시사 유튜버로 승승장구하시는 김지윤 박사의 인터뷰 영상을 보며 내 얘기 같아 무릎을 쳤다. 똑 부러지는 모습에 엘리트 코스를 밟으며 성공 가도만 달렸을 것 같은데, 그 뒤에는 숨은 노력이 있었다. 통상 뉴스 인터뷰는 정해진 고료가 있어 큰 품을 들이지 않고 진행한다고 한다. 하지만 커리어가 많이 쌓인 지금까지도 대본을 쓰고 자료 조사를 하며 공을 들이는 그녀에게 다들 "왜 그렇게까지 하냐?"고 한단다. "요행수가 없어서 이렇게 해야 마음이 편하다"고 말하는 그녀를 보며 내적 친밀감이 들었다. 저도 그래요, 박사님!

주위를 보면 인생이 술술 풀리는 팔자가 있다. 누가 먼저 스카우트 제안을 하거나, 일을 같이 해보자는 제안을 받는 사람들이 그렇다. 반대로 불러주는 이가 없어 직접 제안서를 만들고 문을 두드리며 기회를 만들어 내는 사람들이 있다. 그게 나다. 유명한 인플루언서도 아니고, 뛰어난 능력치를 가지지도 않았다. 학창 시절부터 고만고만한 재능을 가지고 지름길보다 서행하는 차선 안에서 부단히 달려 겨우 원하는 결과를 얻어내는 편이었다.

4년 전에 첫 번째 저서인 『퇴사 전보다 불안하지 않습니다』가 출간되었다. 세계여행을 하면서 인플루언서가 되어 출간 제의를 받는 걸 꿈꾸며 비공개였던 SNS 계정도 공개로 바꿨지만, 아무 일도 일어나지 않았다. 블로그와 브런치스토리에도 꾸준히 글을 썼지만, 끝내 출간 제안은 받지 못했다. 그래도 일단 여행 중에 출간기획서부터 초고를 틈틈이 썼다. 여행이 끝나고 한국에 돌아와 글과 기획서를 정성스럽게 다듬었다. 내 책을 내줬으면 하는 결이 맞는 출판사 목록을 추려 메일을 보냈다. 그렇게 지금 출판사와 연이 닿았다. 하물며 취준생일 때도 취업 스터디 모임을 직접 만들고 멤버들을 뽑았다. 나는 늘 이런 식이었다. 남이 불러주지 않아서 내가 만들어버렸다. 요행은 없으니, 주도적으로 사서 고생하는 게 내 팔자다.

사업에서도 변하진 않았다. 요가원을 찾아주시는 분들에게 소규

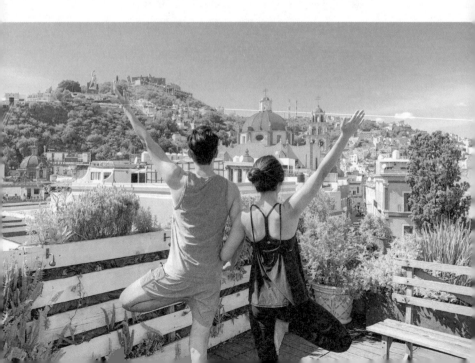

모로 수업하는 것 이상으로 더 많은 기회를 만들고 싶었다. 처음에는 초심자의 행운으로 방송 출연, 브랜드 행사 강의 등을 할 수 있었지만 지속되진 않았다. 사업 3년 차가 돼서야 적극적으로 제안서를 보내고 직원도 채용하며 영업했다. 덕분에 5성급 호텔, 기업, 기관 등과 파트너가 되어 다양한 일들이 만들어졌다. 전후 사정을 모르면 '쟤는 참 인생 쉽게 사네, 잘 풀리네'라고 생각하겠지만 열 군데 제안하면 한 곳에서 답이 올까 말까 한 지루한 과정을 거친 결과다.

아이를 낳고 키워보니 창업은 육아 같고, 육아는 요가와 많이 닮았다. 요가를 수련하다 보면 '이게 될까?' 싶은 동작도 꾸준히 수련하다 보면 어느새 내 것이 된다. 매일 지난한 하루를 보내지만, 아이와 사업은 매일 조금씩 자라고 있다. 매일 같아 보여도 찾아주는 고객들, 남겨주는 후기들, 사업 운영 노하우 등이 차곡차곡 쌓인다. 눈에 넣어도 안 아프다는 말이 온몸으로 이해되는 내 아이지만, 절대 내 마음대로 되지 않는다. 이유 없이 울고 떼쓰고 아프기도 한다. 아이 뒤를 쫓아다니며 치우고 종종거리다 보면, 정작 중요한 건 못 하고 끝난 기분이다. 내 사업도 마찬가지. 고객 응대부터 청소까지 하다 보면 하루가 금세 간다.

이름부터 고심하여 짓고 출생신고를 하듯 상호명을 결정해 사업자 등록을 한다. 내 아이 이름이야 세상에 같은 이름이 있어도 어쩔 수 없지만, 사업은 그러면 안 된다. 상표권도 신경 써야 한다. 공간에 넣을 소품 하나하나 고르고, 콘텐츠를 만들고 여기저기 최선을 다해 시끄럽게 알린다. 아이가 행여 다쳐서 오진 않을지 돌보는 육아처럼, 내 업장이 어디 가서 나쁜 소리는 듣지 않을까 늘 노심초사한다. 이렇게 육아와 사업을 병행하며, 나는 회사 밖에서 불안하지 않게 살기 위해 애쓰고 있다.

가만히 있으면 가마니가 되는 게 내 팔자인 것 같다. 언제나 그랬듯이 열심히 최선을 다하고 적당한 운이 따라주길 바라며 오늘도 '내일'을 위한 '내 일'을 해나간다. (이 책 역시 누구도 먼저 쓰자고 출간 제안을 하지 않았지만, 일단 썼다. 첫 책을 내면 두 번째 책은 쉽게 낼 줄 알았는데 아니었다. 그래도 중요한 건 내가 한 일 끝에 이 책이 나왔다는 사실이니까.)

어떤가. 이 글을 읽으면 '나는 사업 안 할래. 육아도 안 할래'라는 마음이 들지도 모르겠다. 하지만 아이를 키우며 겪는 힘듦보다 행복이 압도적으로 큰 만큼 사업도 마찬가지다. 내가 만든 공간에서, 내가 기획한 콘텐츠를 멀리서 찾아온 사람들이 즐겨 주고, 좋았다고 후기까지 남겨줄 때마다 성취감이 든다. 회사에서 주어진 일을 해냈을 때와는 결이 다른 자기 효능감이랄까. 그래서 한시도 가만히 있지 않는 아들 쌍둥이를 돌보며 사업을 동시에 키우는 나는 늘 동동거려야 하지만, 내가 만들어 낸 것들 덕분에 마음은 충만하다. 육아와 사업은 무척이나 힘들고 재밌다!

작은 요가원이 살 길

'내가 만드는 내 일'의 연장선상 이야기.

나는 호텔을 무척 좋아한다. 호텔에서 나는 고급스러운 향부터 물기 없이 뽀송한 화장실과 빳빳한 하얀 침구까지. 아무것도 안 하고 호텔 방에만 있어도 행복하다. 직장인 시절에는 종종 호캉스도 하고 해외여행에서도 호텔에 갔다. 하지만 퇴사, 제주살이, 거기에 쌍둥이 육아까지 하기 시작한 뒤로는 호텔에 한 번도 못 갔다.

그런데 요즘에는 일하러 5성급 호텔에 다니기 시작했다. 나의 호텔 사랑을 일로 충족하고 있다. 작은 요가원이 성장하는 데는 한계

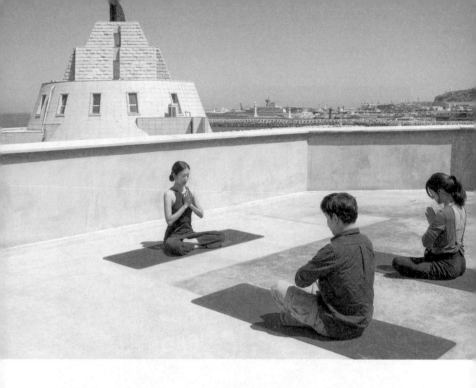

가 있기에 밖으로 나가기로 했다. 수십, 아니 백여 곳 이상에 제안서를 보냈고, 몇 군데와 미팅을 했다. 그 결과 두 곳의 호텔과 요가수업을 함께 기획하고 운영하고 있다. 호텔에서 숙박하며 쾌적함을 즐기진 못해도 호텔 직원들과 미팅하고 수업할 장소를 확인하며 호텔 구경을 한다. 1박에 수백만 원이라는 스위트룸 구경도 하고, 호텔 운영 이야기를 듣는 재미도 쏠쏠하다. 라운지에서 미팅하면서 차도 얻어 마시고 가끔 시간이 남으면 밥도 먹고 온다.

요가원을 3년간 운영해 보니 외부 출강과 단체 행사의 힘을 느꼈

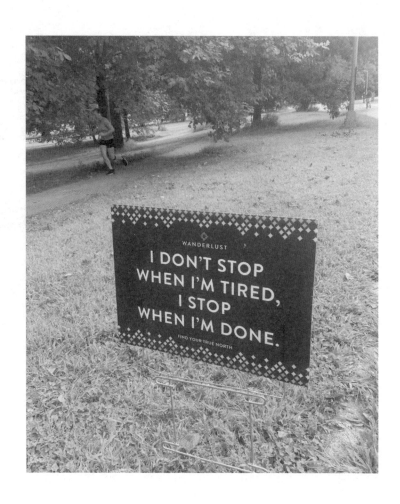

다. 지금의 요가베르데는 실내에서 일곱 명, 야외는 스무 명 내외만 수업할 수 있는 소규모라서 수입의 한계가 있다. 반면 직접 강의를 하러 찾아가면 장소와 인원의 한계를 벗어날 수 있다. 몸집을 키우고 싶다면 요가원 지점을 여러 개 낼 수도 있겠다. 하지만 비싼 임대료, 운영비, 인테리어와 소모품 구입비, 공과금까지 숨은 비용이 많다. 출강을 가면 비싼 임대료를 지불하지 않고도 수업을 할 수 있다. 가만히 앉아서 요가원으로 사람들이 찾아와 주기를 기다리기보다 직접 찾아 나서기를 택했다.

'회사 단체 행사나 워크숍 프로그램으로 요가 수업 들으면 참 좋을 텐데!'

단체 관광버스를 볼 때마다 못내 아쉬웠다. 그래서 쌍둥이 육아를 핑계로 차일피일 미루던 영업을 드디어 시작했다. 직원과 함께 제주도 관광 비수기에 제안서를 쓰고 메일 리스트를 만들어 씨를 뿌렸다. 일단 파종은 했는데 새싹이 보이지 않아 의기소침해졌다. 몇 주가 지나며 하나둘씩 싹을 틔웠다. 특히 5성급 호텔들은 넘기 어려운 턱일 줄 알았는데, 의외로 적극적으로 미팅이 잡혔다. 결과적으로 열 군데 이상의 기관, 기업들과 요가로 만날 수 있었다. 관광객이 적은 시즌에도 부침이 덜했다. 일하러 호텔에 가는 것도 신나지만, 작은 요가원에서 시작한 요가베르데가 멋진 브랜드들과 함께 나아가고 있다는 사실에 설렌다.

요가원이 너무 많다

요즘 요가원이 너무 많다. 앞으로는 더 많아질 것 같다. 필라테스도 못지않은데, 요즘은 필라테스 스튜디오에서도 요가 수업을 병행하는 곳이 많아졌다. 특히 제주도는 요가하려는 사람보다 요가원과 선생님이 더 많은 것 같다. 제주에서 요가원을 운영한 지 4년째, 어느덧 제주는 요가의 성지가 됐다. 요가를 안 하던 사람도 제주에 오면 요가를 해보고 싶어 한다. 좋은 현상이다. 이에 나름 일조했다 자부하지만, 나도 사람인지라 계속해서 생겨나는 요가 수업들이 달갑지만은 않다.

요가원을 운영하는 입장에서는 수요가 공급보다 많은 게 좋은데, 왜 이렇게 공급이 많아진 걸까? 일단 강사 자격증을 취득하는 게 쉽다. 요가 및 필라테스 지도자가 되기 위한 국가 공인 시험은 없다. 대신 각 센터마다 만든 TTC(Teacher Training Course)를 몇 주에서 몇 달간 수료하면 끝이다. 나 역시 그렇게 땄고, 한국이 아닌 발리나 인도 같은 해외에서 TTC를 듣고 자격증을 따는 분도 많다. 자격증이 요가 수업을 하거나 요가원 창업에 있어 필수는 아니지만, 요가를 좋아하다 보면 '나도 한 번 따볼까?'라는 마음이 드는 건 자연스러운 수순이라서 많을 수밖에 없다.

또한 요가 수업료는 인플레이션도 비껴간다. 10년째 비슷한 수업비로 요즘 같은 고물가 시대에 월세, 인건비와 기타 부대 비용을 감당하기는 빠듯하다. 그래서 요가원들은 저마다 TTC를 운영한다. 보통 단가가 삼백만 원 정도니, 요가원 입장에서는 정규반 고객 몇 명을 모집하는 것보다 이득이다.

이렇게 쉽게 자격증을 따고 나면 요가원을 창업하는 것도 어렵지 않다. 수업할 공간과 요가 매트만 있으면 된다. 공원, 해변 같은 공공장소에서 야외 요가 수업을 하거나 집에서 수업하면 임대료도 들지 않는다. 매트도 수강생들이 지참하게 하면 창업 비용은 거의 없다. 내가 처음 야외 요가 수업을 할 때만 해도 보편적이진 않았다. 이제는 공원, 해변, 절, 숲속 등 다양한 공간에서 야외 요가 수

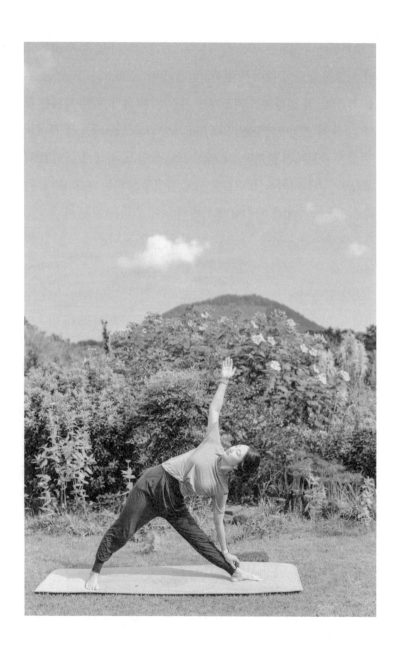

행복은 살 수 없지만 요가는 할 수 있어요

업이 진행된다. 봄, 가을에 SNS를 둘러보면 서울에 있는 대부분의 공원에서는 야외 요가 수업이 있는 듯하다.

　처음 시작할 때도 제주도에 요가원은 많았지만, 근처에는 거의 없었다. 창업의 기본 단계는 입지와 경쟁사 분석이다. 작정하고 창업했다기보다 살 집을 먼저 구하고 거기서 수업을 시작한 경우라 분석은 건너뛰었다. 한갓진 곳을 찾다 보니 운이 좋게 경쟁 업체가 없었던 거다. 지금은 근처에 족히 서너 군데, 제주도 전체에는 수십 군데가 더 생겼다. 날씨가 좋은 날 수업 예약이 하나도 없는 날이면 마음이 헛헛하다. 몇 시간 후 근처 요가원의 SNS 피드에서 (많은 인원이) 수업한 사진이 올라오는 것을 보노라면 속이 쓰리다. 한번은 이런 일도 있었다. 한파여서 전국이 추웠던 날, 한라산 등반 후 요가를 하려다가 입산조차 통제돼 못 간 손님들이 요가 예약 날짜를 앞당겼다. 수업이 없던 시간으로 요청해서 부랴부랴 요가원 문을 열었다. 한파 특보에 민소매 요가복을 입은 그들은 난방이 도는 시간을 못 참고 "이렇게 추운데 요가를 어떻게 하라는 거냐?"며 환불을 요구했다. 그렇게 화를 내며 나간 그들의 사진이 옆 요가원 피드에 올라온 것을 보고 쓴웃음이 나왔다.
　하지만 어쩌겠는가. 요가원은 많으니까.

'1, 2년이면 누군가에게 따라 잡힐 것을 염두에 두고 매년 새롭게 개선할 곳을 찾아 우위를 지켜갔다. 현재 자신의 회사가 미래에 자신의 회사와 경쟁하고 있다고 생각해야 한다.'

미국에서 사업을 성공시킨 스노우폭스 김승호 회장의 저서 『사장학개론』을 읽다 정신이 번쩍 들었다.

"요가베르데의 차별점은 무엇이죠?"

지원사업 발표장에서 심사위원들에게 3년 동안 빠지지 않고 들었던 질문이다. 경쟁사와 다른 특장점은 언제나 고민거리다. 아직도 매일 그 답을 찾고 있는데, 어쩌면 지금 이 책에 써내려 가는 이야기들이 모두 차별점이 될 수 있지 않을까? 남들이 하지 않은 경험, 내가 밟아온 발자취와 삽질들이 모여 나만의 길을 만들고 있다. 그래서 이제는 예전만큼 옆에 있는 요가원들이 크게 신경 쓰이지 않는다. 비교하는 시간에 내 공간을 찾아주는 이들이 좋은 경험을 할 수 있도록 개선할 곳을 찾아 실행하기에도 하루는 짧다. 요가베르데 말고 다른 곳에서도 요가를 경험하는 사람이 많아지고 요가여행 수요 자체가 많아져 모두가 함께 성장하는 게 좋다. 작은 시장에서 큰 파이를 가져오는 것보다 적게 먹더라도 시장이 커지는 게 낫다고 생각한다.

창업의 시작은 가벼웠으나 정식으로 요가원이 되고 선생님들을 채용하며 점점 꿈이 커지고 있다. 제주 중산간 마을에 있는 어느 작은 요가원으로 끝나고 싶지 않다. 요가베르데와 함께 한 5천여 명의 고객분들과 이들이 남겨준 글을 읽으며 한국의 다른 도시, 그리고 다른 나라에도 진출할 수 있다는 상상을 감히 해본다. 요가와 건강한 음식, 그리고 여행까지 웰니스 기업으로 성장할 꿈을 꾸기 시작하니 더 이상 가까이 있는 요가원들이 경쟁자들로 느껴지지 않는다. 요가 여행 문화를 함께 키워나가는 동반자라고 생각한다.

요가베르데가 갈 수 있는 곳까지 가보고 싶다.

외국인 관광객에게 K-요가 홍보하기

코로나19 특수를 누렸던 제주도. 한국에서 가장 해외 같다 보니 줄어든 외국인 관광객이 아쉽지 않을 정도로 내국인이 많이 찾았다. 팬데믹이 끝나고 참았던 해외여행 수요가 돌아온 지금 제주 관광시장은 위기다. 앉을 곳이 없을 정도로 인기 있던 카페나 맛집도 지금은 한산하다. 중고거래 앱의 부동산 게시판에는 가게를 접고 양도한다는 글이 확연히 늘어났다. 여타 요가원처럼 지역 주민 대상으로 정규반을 운영하기보다 관광객을 대상으로 원데이클래스를 주로 하다 보니 감소하는 내국인 관광객 통계가 반가울 리 없다.

어떻게 이 위기를 극복해야 하는 걸까 머리를 굴렸다. 일단 할 수 있는 것부터 해보기로 했다. 위기는 기회라고, 외국인들도 해외여행을 많이 할 것이며 그들에게 해외는 한국과 제주도니까. 외국인들이 요가하러 오게 하면 되겠다! 비로소 세계여행을 하며 꿈꿨던 외국 관광객들과 K-요가로 만날 기회가 온 것이다. 그동안 한국 관광객들의 후기로 공간과 수업에는 자신이 있었기에 널리 알리고 외국어 준비만 한다면 한 단계 도약할 수 있어 보였다. 비록 아직은 한 달에 외국인은 열 팀 내외가 올까 말까 하지만, 언젠가는 발리처럼 외국인들이 요가를 하러 제주에 찾게끔 할 수 있을 것 같았다.

일단 제주 방한 1위인 중국인들에게 홍보를 해보기로 했다. 제주는 무비자 관광지라서 중국인들이 가장 많이 방문하기 때문이다. 하지만 중국에서는 외국 여행에서 많이 사용하는 서비스인 에어비앤비, 인스타그램, 구글 등 미국 회사가 만든 서비스는 사용하기 힘들다. 여행 정보를 얻는 경로가 상이해 중국인에게 마케팅할 방법이 요원했다. 게다가 요가원에는 카드 단말기가 없어 외국인의 결제 방법도 찾지 못했다. 중국 마케팅을 대행하는 홍보 회사도 찾아봤으나 비용이 내가 가진 예산에 비해 턱없이 비쌌다. 그다음에는 중국어를 잘하는 지인들을 수소문해 물어봤다. 그들도 뚜렷한 해법을 제시하진 못했다.

"중국인들의 카카오는 위챗(WeChat)이야. 다들 위챗으로 대화해" 라길래 일단 가입해 봤다. 하지만 그 쉬운 회원가입조차 번번이 실패했다. 이렇게 중국인 대상 마케팅은 해보지도 못하고 접어야 하는 건가.

그러다 우연히 제주에 사는 한국어를 아주 잘하는 중국인을 알게 됐다. 차실을 운영하고 있었는데, 요가원과 십 분 거리밖에 되지 않았다. 반가운 마음에 다도를 배울 겸 차실로 달려갔다. 알고 보니 같은 곳에서 요가를 수련했던 도반이었다. 이후 차도 마시고 요가베르데에서 기획한 리트릿 클래스에 흔쾌히 차담 시간을 끌어주며 친해진 리우 선생님. 리우를 붙잡고 중국 마케팅의 실마리를 찾아

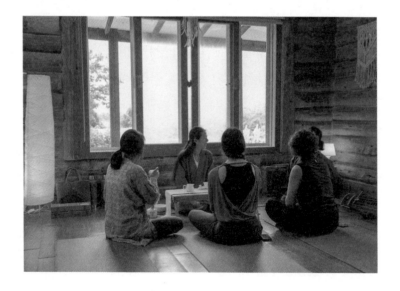

냈다. 그녀는 일단 위챗에 가입하는 걸 도와줬다. 결제는 제로페이를 신청하면 함께 이용할 수 있는 알리페이, 위챗페이로 해결했다. 몇 달이 걸렸지만, 드디어 중국인들이 와도 현장에서 결제할 수단을 마련해 두었다.

"중국인들은 애월이나 연동에 많이 가던데, 여기에 현수막을 걸어볼까요?"
"그런 데 돈을 왜 써! 샤오홍슈에 글 올려봐요."
"그게 뭔데요?"
"중국 MZ들은 인스타그램처럼 샤오홍슈 해요. 여기에 인스타그램 하듯이 올려봐요."

일단 샤오홍슈 접수. 하지만 샤오홍슈 가입도 쉽지 않았다. (그렇다. 나는 기계치다.) 며칠 동안 삽질을 하다가 가입은 성공했지만, 의욕만큼 글을 주기적으로 올리는 게 쉽지 않았다. 요즘처럼 AI가 일을 잘하는 마당에 중국어로 번역해 콘텐츠를 올리는 건 어려운 게 아님에도 글을 못 올렸다. 요가 수업은 선생님들이 하는데도 요가원 운영, 한글로 인스타그램이나 블로그에 홍보 글 올리기, 그리고 육아까지 하고 나면 어느새 밤이었다. 요즘 중국 관광객들이 많이 찾는 함덕 해수욕장 근처에 장을 보러 자주 가는데, 갈 때마다 거리에서 보이는 수많은 외국인을 볼 때마다 조급해졌다.

지지부진한 날들이 이어지는 와중에 정신이 번쩍 드는 순간이 나타났다. 인터넷망을 변경해 중국에서 에어비앤비 앱을 통해 예약한 열정적인 중국인 수강생이 왔다. 수업이 좋았다며 다음날 또 오고 싶다는 그녀와 위챗으로 대화를 나누고, 위챗 페이로 현장 결제를 받는 데 성공했다!

"여기는 어떻게 알고 오셨어요?"
"샤오홍슈에서 봤어요. 누가 여기 예쁘다고 올렸어요."

짜릿했다. 비록 나는 샤오홍슈에 글을 못 올렸지만, 요가원에 왔던 누군가 올려준 것이었다!

달팽이처럼 느릿느릿할지라도 계획하고 실행한 것이 먹히는 것을 직접 보는 것. 이것이 지치고 힘든 순간을 이겨내게 하는 사업의 묘미 아닐까.

외국인 여행자도 찾아오는 요가원이 되다

    나는 쌍둥이를 임신하고서부터는 수업을 거의 하지 않는다. 임신 중기부터는 몸이 너무 무거워서, 출산 후에는 육아와 요가원 운영만으로 시간이 빠듯해서 못 한다. 매달 급여를 드리는 선생님이 적게는 세 명, 많은 달에는 열 명도 된다. 나 혼자 수업을 하던 때와는 달리 요가원을 위해 귀한 시간과 에너지를 내주는 선생님들이 생기자 어깨가 무거워졌다. 선생님들이 요가베르데에서 돈을 많이 벌어가셨으면 좋겠다. 하지만 대부분 관광객을 대상으로 원데이클래스를 하다 보니 수업이 고정적이지 않다. 예약이 있을 때만 수업이 열려서 수업이 없는 시간도 허다하다. 늘 사람이 많으면 좋겠지만 여행의 비수기, 성수기와 날씨에 따라 들쑥날쑥하다. 그래서 외국인 대상으로 홍보를 하고, 호텔과 기업 대상으로 영업하기 시작했다. 선생님들에게 수업을 더 많이 드리고 싶어서.

세계여행을 하며 내가 일상 같은 여행을 한 것처럼 제주를 찾는 관광객들도 요가 여행을 통해 특별한 경험을 하게 만들고 싶다는 꿈이 피어났다. 하지만 팬데믹이 길어질수록 점점 잊혀져 갔다. 그러다 2023년부터 하나둘씩 외국인들이 제주에 오기 시작했다. 프랑스, 중국, 대만, 싱가포르, 홍콩 등에서 한국인들도 찾기 어려운 제주 시골 요가원까지 버스나 택시를 타고서 와주었다. 외국인들이 올 때마다 어떻게 알고 오는지 너무나 궁금했다. 초반에는 한국어를 잘하거나 한국에 살았던 경험이 있어 익숙한 분들이 오셨다. 점점 SNS를 보고 왔다는 사람들이 늘어났다. 최근에 왔던 미국인 여자분은 한 시간 거리에서 택시를 타고 와 요가를 하고 다시 택시를 타고 호텔로 돌아갔다. 왕복 두 시간을 요가하러 오는 정성에 눈물이 쏙 날 뻔했다. 샤오홍슈를 보고 중국인 손님들도 조금씩 늘고 있는데, 호텔 프론트에서 대신 예약을 해주고 택시를 타고 오는 이들도 더러 있다. 감사하고 신기한 일이다.

'일상 같은 여행, 여행 같은 일상'

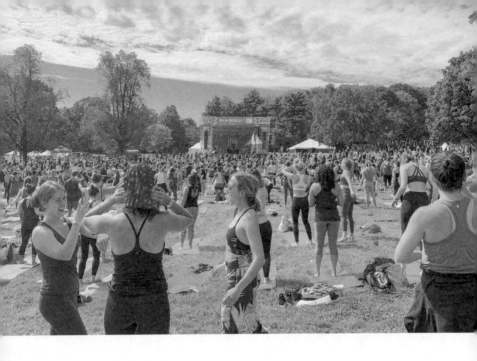

　퇴사하고 쳇바퀴 도는 삶에서 독립한 후, 내 삶의 모토가 된 문구다. 한창 퇴사를 고민하며 무기력할 때 요가에 빠져들었고, 회사 바깥의 삶을 사는 사람들의 콘텐츠를 탐닉했지만, 어딘가 부족했다. 직장 생활에서 찾지 못하는 재미를 맛집, 핫플레이스 탐방으로 풀었다. 퇴근하고, 주말마다 여기저기 돌아다녔지만, 여행 같은 일상은 쉽지 않았다.

　정해진 틀 안에서 최선을 다하면 되는 삶에서 나와 내가 길을 만들어 내야 하는 상황에 들어서자 비로소 여행 같은 일상을 보내게 되었다. 여행하다 보면 길도 잃고 사기도 당한다. 편하게 집에서 쉬면 될 것을 내 돈 내고 사서 고생하는 순간을 자주 마주한다. 그 와중에 마음에 드는 여행지나 숙소를 만나면 마치 그곳에 사는 사람처럼 늘어지게 늦잠도 자고, 하염없이 영상들을 정주행하며 방에 틀어박혀 있기도 했다. 관광지를 도장 깨기를 하듯 여행하는 대신 숙소 근처의 카페나 요가원을 다니며 일상 같은 여행을 비로소 즐겼다.

  세계여행을 하지 않았다면 요가원을 만들 생각은 꿈에도 하지 않았을 것이다. 그것도 제주에서 요가원을 열고 창업하게 될 줄은 예상 시나리오에 없었다. 세계여행을 하며 좋아하는 것으로만 시간을 채우다 보니 요가가 남았다. 여행지에서 요가를 하다 보면 여행이 일상같이 편해졌다. 선생님의 멘트에 따라 한 시간 동안 몸을 움직이다 보면 내 몸과 마음을 여행하는 기분이 들었다. 그리고 시간이 지나도 요가로 여행했던 도시나 공간은 생생하게 기억에 남아 있다. 마찬가지로 제주에서 요가베르데를 찾아준 여행자들도 같은 마음이었으면 좋겠다. 다양한 나라의 여행자들과 요가로 만나고 싶다. 일상 같은 로컬 여행. 요가 여행을 하며 막연히 꾸던 꿈에 한 발짝씩 다가간다. 요가에서 웰니스, 그리고 내국인에서 외국인과 함께하는 웰니스 기업으로 뻗어나가고 싶다. 제주도 시골 마을의 작은 요가원은 요가로 어디까지 가볼 수 있을까? 전 세계 사람들이 발리로 요가하러 여행을 떠나듯 K-웰니스 여행을 위해 제주도를 찾게 하고 싶다. 그리고 요가베르데 선생님들이 더 많이 돈을 벌 수 있게 잘 되고 싶다.

창업 전보다 불안하지 않습니다

5년 전 오늘 나는 백수였다. 말이 좋아 자발적 백수지, 세계여행
으로 모은 돈은 탕진하고 친정에서 붙어사는데 생활비도 안 내는,
재취업 의사도 없는 삼십 대 중반을 보내고 있었다. 당시 경제 활동
이라고는 예전 회사 자사주에서 나오는 조금의 배당금, 정부가 미
취업 청년에게 취업하라고 주던 지원금, 그리고 가끔 들어오던 프
리랜서 일거리가 전부였다. 코로나19 지원금도 가뭄의 단비처럼
큰 도움이 되었다. 세계여행을 하며 종종 올리던 유튜브에 친절하
게도 우리 부부의 소득을 낱낱이 밝히는 친절한 영상을 올리기도
했다. 이제 와 돌이켜보면 '이렇게 사는 방법도 있다'는 레퍼런스가

되고 싶었던 순진무구함에 얼굴이 화끈거린다. 친구들은 승진하며 커리어를 쌓고 돈을 모으며 상류로 열심히 노를 저어 나갈 때, 하류로 뗏목을 타고 둥실둥실 떠내려가던 형국이다.

소일거리로 번 돈으로 집과 요가원만 반복하던 백수 시절에 떳떳한 자랑거리가 하나 생겼다. 바로 세계여행 다음 버킷리스트에 있던 책 출간이었다. 퇴사와 세계여행을 고민하고 결심하게 된 계기, 백수로 살아도 불안하지 않게 사고 전환이 된 여행에서의 영감에 대해 쓰고 싶었다. 무엇보다 '퇴사해도 굶어 죽지 않고 있다'에 대한 솔직한 이야기를 하고 싶었다. 불안과 영감을 한 글자씩 눌러 담아 책이라는 물성으로 담아내고 싶었다.

운이 좋게도 평소 흠모하던 출판사에서 『퇴사 전보다 불안하지 않습니다』라는 제목으로 책을 내줬다. 반년 동안 원고를 다듬고 또 다듬었다. 표지에는 따로 요청하지 않았는데도 알아서 요가 일러스트를 넣어주셨다. 놀고먹기만 하던 일상에 '원고 집필'이 생기고 백수에서 '예비 작가'라는 타이틀이 생기자 좁아진 어깨가 펴졌다. 그렇게 열과 성을 다해 쓴 책이 세상에 나온 지 4년이 되어가는 지금, 여전히 나는 퇴사하기 전보다 불안하지 않을까?

4년 동안 다양한 도전과 실패, 출산과 육아를 겪으며 생각이 많

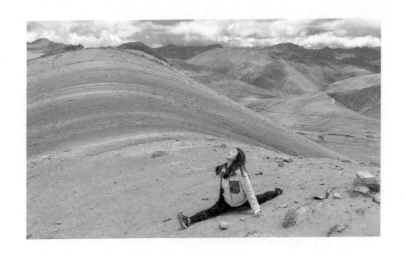

이 바뀌었다. 유튜브에 공개한 작고 짠한 소득 영상에 얼굴이 화끈
거리는 것처럼 첫 책에서 개정하고 싶은 내용들이 생겨났다.

1. 퇴사 전보다 불안하지 않다(아직까지도!)

회사원일 때는 이직은커녕 부서를 이동해 새로운 사람들과 일을
하는 것도 두려웠다. 익숙한 틀을 벗어나 새로 적응할 용기도, 의욕
도 없었다. 당시 내가 맡았던 일은 이직하기에는 수요가 많지 않고
특수한 산업이라서 몇 번의 이직 시도도 수포로 돌아갔다.

오히려 퇴사하고 백지상태가 되니 새로 출발하기에 몸이 가벼워
졌다. 무엇보다 낯선 환경에 나를 던져두니 어떻게든 살아낼 방법

을 찾았다. 그 과정에서 해본 다양한 일들은 '회사 밖에서 나는 무얼 할 수 있을까?'에서 나오는 불안감을 상쇄했다. 퇴사하고 세계를 유랑하면서도 내가 제주에서 요가원을 열고, 선생님을 여럿이나 고용해서 사업을 하게 될 거라고는 상상도 안 했다. 퇴사하고 시도해 본 잡다한 일들은 사업을 하며 크고 작은 도움이 되고 있다. 비록 계속 회사에 다녔다면 받고 있을 연봉에 수익이 못 미친대도 불안감은 훨씬 적다. 오히려 나는 직장에서 연차가 쌓일수록 퇴직해야 할 시기가 다가오고 있다는 사실이 더 불안했을 것 같다.

2. 자산을 소유하고 싶다. 돈은 많을수록 좋은 거다

요가를 수련하면 무소유해야 할 것 같다. 요가는 비워내는 것이니까. 게다가 세계여행을 하면 모두가 미니멀리스트가 된다. 20킬로그램 남짓의 배낭에 담긴 짐으로 생활하다 보면 사는 데 몇 가지의 옷과 물건만 필요함을 몸소 깨닫는다. 내 욕심이 곧 짊어질 무게니까. 500일 동안 배낭여행을 하다 보니 주거 역시 비슷한 결로 생각이 뻗어나갔다. 굳이 영혼까지 끌어모아 내 집을 사야 하는 걸까? 자가를 소유하면 자산 상승과 안정감은 얻을 수 있지만, 대출금과 이자에 저당 잡혀서 하기 싫은 일을 하지 않을 용기를 내기 힘들어진다. 집에 묶인 돈이 없으면 살아보고 싶은 곳에서 살 수 있는 자유도 생긴다. 제주살이를 시작할 수 있던 것도 가진 집이 없어

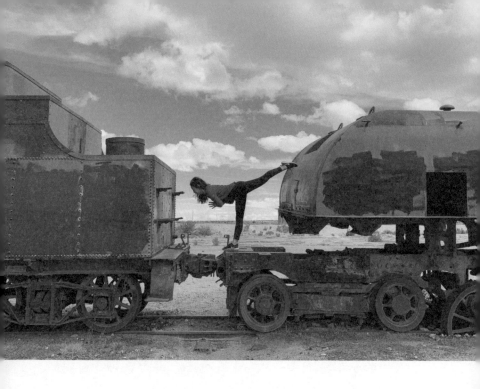

서였다. 그래서 책에서는 무소유의 장점을 제창했다.

그러나 아이들을 낳고 나자, 생각이 바뀌었다. 아이들을 위해 부모가 해야 하는 많은 의무 중에 자본주의 공부도 포함된다. 언제든 아이들을 위해 서울 생활로 돌아갈 여지를 열어두고 있기에 서울에 내 명의로 된 집을 원하게 됐다. 회사원일 때 대출을 받아 집을 사두지 않은 것이 후회된다. 당시에는 빚이 있으면 새로운 도전을 하기에 부담스러울 것 같아 엄두도 내지 않았다. 퇴사하며 고작 마이너스 통장을 개설한 게 전부였는데, 그마저 1년 후 막혔다. '엄마

아빠가 한량처럼 유유자적 사느라 집이 없어'라고 아이들에게 말하면 너무 슬플 것 같다. 그래서 열심히 사업소득을 올릴 이유가 하나 더 생겼다.

3. 요가원 창업으로 다시 시작

"네가 여의도에서 회사 다니며 여기서 식사할 때만 해도 요가원을 할 줄은 상상도 못 했는데."

얼마 전 엄마와 여의도 직장인 시절 좋아했던 맛집에서 국수를 먹었다. 퇴사하기 전 퇴근하고 부모님과 여의도 윤중로 벚꽃길을 걷기 전에 이곳에서 같은 메뉴를 먹었는데, 그로부터 10년이 지났다. 좋아하는 것을 쫓아다니다 보니 어느새 제주도 요가원 원장이 되었다. 지금쯤 퇴사하지 않았더라면 대기업 과장이 되었겠지.

첫 책을 쓸 때만 해도 친구들과 마당에서 수업한 게 전부였다. 두 번째 책이 나올 때까지 4년간 창업을 하고, 3곳에서 요가원을 운영할 줄은 상상도 못 했다. 회사 밖은 지옥인 줄 알았던 평범한 직장인은 퇴사 결정을 내리기 전까지 어찌나 불안했는지 『퇴사 전보다 불안하지 않습니다』라는 책을 낼 정도였다. 회사 명함 없이 온전히 내 힘으로 살아내기 위해 고군분투한 4년이었다. 어쩌다 보니 창업이란 것을 하게 되었고, 다른 선생님들에게 임금을 주고 월세를 꼬박꼬박 밀리지 않고, 쌍둥이들을 키워낼 만큼 자생했다. 서른 살에 퇴사하며 주어진 객관식 답안지 중에 가장 좋은 답을 찾던 학생과 직장인의 삶은 막을 내렸다. 대신 내가 쓰기 나름인 주관식에 써내려 가고 있다. 이게 맞다고 생각해서 열심히 쓰다가도 지우개로 박박 지우기를 반복. 그렇게 요가와 함께 나만의 답을 찾아나가며 인생 2막을 시작했다.

강릉 바다나 내가 살고 있는 집 거실 등 어디서나 나만의 수업을 열 수 있다.

'내가 여기서 요가하면 정말 좋겠다' 싶은 공간이면 어디든 좋다.

내가 좋다면 수업을 받는 수강생들도 좋아할 것이다.

part 4

요가원 창업 시 알아두면 좋은 것

요가 수업 개설 전에 준비할 것들

요가를 가르치며 돈을 버는 방법은 크게 3가지다. 요가원을 창업하거나 취업하거나 내 수업을 만들거나. 특히 이력이 없는 초보 강사일 경우 오픈 클래스를 진행하면 이력을 만들 수도 있어 추천한다.

1. 수업 내용 및 구성

내가 만든 수업에서는 나만의 스타일로 가르칠 수 있다는 게 가장 큰 장점. 보통 요가원에는 다양한 요가 종류가 시간대별로 있다.

강사 구인 공고에도 '요가 및 매트/소도구 필라테스 가능하신 분'
이 많이 올라온다. 하나만 가르치고 싶어도 여러 수업을 할 줄 알아
야 취업이 잘되는 게 현실이다.

　요가베르데에 오시는 대부분은 요가를 처음 해보거나 익숙하지
않은 초보자들이 많다. 평소 하타요가를 수련하지만, 한 동작에서
호흡을 길게 머무는 하타요가를 초보자가 하기엔 어려울 수 있어
실제 수업에서는 호흡 5~10번 사이로 축소해 안내한다. '요가는 정
적이다'라는 이미지를 깨기 위해 수강생 컨디션에 따라 여러 빈야
사 동작도 넣고, 시르사아사나, 우르드바 다누라아사나, 하누만아

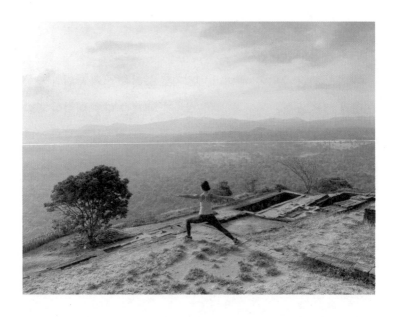

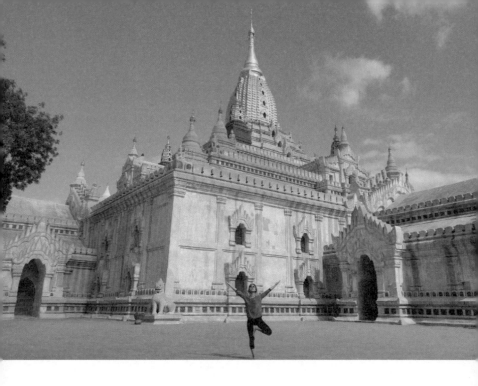

사나 같은 도전적인 아사나도 넣는다.

　한 가지 팁은 수업 전에 미리 메시지로 불편한 신체 부위나 부상 이력과 배우고 싶은 자세를 물어보는 것. 어깨를 다친 이력이 있다면 어깨를 과하게 쓰지 않는 동작 위주로, 머리서기를 해보고 싶다고 하면 도전 자세를 안내한다. 나에게 맞춰진 수업이라는 느낌을 받은 수강생의 만족도가 높아지는 건 당연지사.

　요가 매트는 개인이 지참하게 할 수도 있지만 대여해 주는 것이 사소하지만 수강생 관점에서 편하다. 특히 제주에 여행 오면서 즉흥적으로 요가가 하고 싶어 오는 분들도 많아서 요가복을 대여해

주는 서비스도 인기가 좋다.

2. 시간 및 정규/원데이 수업 정하기

수업의 시간 및 구성도 내가 정하기 나름이다. 한 시간 동안 수업만 할지, 수업 후에 차담을 할지, 사진 찍어주는 시간도 따로 뺄지 등 본인이 원하는 수업으로 구성하면 된다.

수업 진행 시간은 너무 길지도 짧지도 않은 1시간으로 정했다. 50분이나 70분, 80분 수업도 많다. 원데이클래스를 주기적으로 열수 있고, 정규 수업으로 만들 수도 있다.

3. 인원

수업할 장소에 매트가 몇 개까지 깔릴 수 있을지 보고, 내가 편하게 수업할 수 있는 인원을 책정한다. 요가베르데는 최대 인원을 6명까지 받는다. 오히려 '프라이빗' 요가 수업이라는 이미지가 생겨 수강생들의 만족이 높아지는 효과가 있었다.

단, 소규모로 수업할 경우 상대적으로 수강료가 저렴한 정규 수업을 많이 개설하기 부담스러울 수도 있다. 특히 직접 수업을 가르치는 것이 아니라 선생님을 고용할 때는 선생님 시급을 제하면 남는 게 없을 때도 있다. 공간의 크기와 본인이 지향하는 수업 스타일에 따라 인원은 알맞게 책정하면 된다.

4. 장소

요가원 창업에서 가장 중요한 요소. 나만의 수업을 특별하게 만들어 줄 장소를 선정해야 한다. 집에서 가르치거나 공원이나 숲처럼 야외에서 가르칠 수도 있다. 예상하는 수강생 인원수만큼 매트를 깔 수 있는 공간이 된다면 어디든 나만의 요가원이 될 수 있다.

- 홈 요가

집에서도 거실, 방, 마당, 테라스 등 다양하게 선택할 수 있다.

홈 요가의 장점은 시간과 교통비 절약, 편안함을 꼽을 수 있다. 요가원으로 이동하는 출퇴근 시간이 없고 교통비도 들지 않는다. 보통 요가원에서 수업하면 수업 시간 앞뒤 30분은 준비, 정리, 수강생 맞이에 할애해야 한다.

집에서 하면 혹여나 수강생이 늦게 오더라도 다른 할 일을 하고 있으면 되어 효율적이다. 게다가 나에게 가장 익숙한 곳이니 수업도 편안하게 진행할 수 있다. 내 공간을 외부인에게 공개하는 건 단점이다. 특히 여자 혼자 지내는 공간에 남성 수강생이 혼자 올 경우 불편할 수 있다. 반대의 경우도 마찬가지.

- 야외 요가

공원이나 숲, 해변 같은 장소에서도 수업을 열 수 있다. 제주에 내려오기 전에는 호수공원에서 자주 매트를 깔고 요가를 했었다. 집을 공개하는 부담은 없지만, 공공장소는 다른 사람들도 많아 수업에 집중하기 힘들 수 있다. 또한 장소 사용 및 수업 가능 여부를 사전에 허가받아야 할 수도 있으니 꼼꼼하게 확인해야 한다. (장소별 관리처 허가는 필수!)

수업을 오픈하기 전에 직접 가서 매트를 깔고 수련해 보길 바란다. 야외의 경우 해가 너무 강하진 않은지, 바닥이 매트를 깔기 적절한지 등을 체크해야 한다. 장소에 따라 적정 시간대와 수용 가능 인원이 정해진다. 소규모 인원이라면 친구들과 요가하는 느낌으로 수업을 가볍게 열어볼 수 있지 않을까?

강릉 바다나 전원주택 앞마당 혹은 내가 살고 있는 집 거실 등 어디서나 나만의 수업을 열 수 있다. '내가 여기서 요가하면 정말 좋겠다' 싶은 공간이면 어디든 좋다. 내가 좋다면 수업을 받는 수강생들도 좋아할 것이다. 보는 눈은 다들 비슷하니까. 한 시간을 즐겁게 보낼 공간에서 수강생에게 도움이 될 시퀀스로 수업을 제공하면 된다.

5. 브랜드 이름 짓기

나만의 클래스에 이름을 지어주자. 꼭 멋진 이름이 아니어도 사람들이 검색하거나 SNS에 해시태그를 걸 수 있게 이름이 필요하다. 특히 사업자 등록을 하고 정식으로 네이버 플레이스(지도)에 등록할 계획이라면 브랜드 이름은 필수다. 남들이 하지 않으면서 부르기 너무 어렵지 않은 이름으로 지어야 하는데 이 과정은 꽤 어렵다. 개인적으로 6글자가 넘어가면 부르거나 입력하기 어려워 6자를 넘기지 않는 걸 추천한다.

사업자 등록 및 상표 등록 시, 중복 여부를 확인하는 건 가장 기본적으로 확인해야 할 단계다. 일단 네이버나 구글 검색창에 내가 하려는 이름을 검색해 본다. 유사한 이름이 있다면 다른 브랜드명을 정해야 한다. 특히 '요가'를 이름에 넣다 보면 비슷한 상호가 많을 수밖에 없어 겹치지 않는 이름을 정해야 한다. 겹치는 게 없다면 그다음 단계는 특허청 홈페이지에서 한 번 더 검색하기. 현재 영업 중이 아니더라도 상표 등록을 미리 해둔 이름이 있을 가능성이 있다.

이름을 지었다고 끝이 아니다. 다른 사람이 내 이름을 함부로 쓰지 못하게 '상표 등록'을 할 수도 있다. 필수는 아니나 내가 열심히 활동해서 알려진 브랜드가 됐는데 다른 이가 도용 시, 상표 등록이 돼 있지 않다면 대응할 방법이 없다. 상표 등록에는 두 가지 방법이 있다.

첫째, 전문가의 도움을 받기. 변리사들이 해당 업무를 대리로 해준다. 하지만 전문가를 사용하는 데는 비용이 따른다. 직접 할 때의 1.5~2배 이상은 든다. 변리사를 찾는 방법은 포털사이트에서 검색할 수도 있고, '네이버 엑스퍼트', '크몽' 같은 플랫폼에도 쉽게 찾아볼 수 있다. 상표 등록을 대리로 해주는 '마크인포' 같은 서비스에서 대리로 맡길 수도 있다. (나는 직접 하려다 왠지 실수로 놓치는 게 있을 것 같아 마크인포를 이용했다.)

둘째, 셀프로 등록하기. 유튜브나 전자책 혹은 포털사이트에서 검색하며, 직접 특허청에 상표를 등록할 수도 있다. 검색어 '상표 등록 셀프'로 유튜브에서 검색하면 쉽게 설명한 영상이 많다. 셀프로 진행해도 무료는 아니다. 출원 비용이 20~30만 원가량 들고, 디자인 등록, 상표 등록 및 지정 상품에 어떤 항목들을 넣느냐에 따라 비용은 달라질 수 있다. 또한 상표 등록에 드는 시간을 앞당기고 싶다면 비용을 더 내고 '우선심사' 신청을 할 수 있다. (보통 1년 이상 소요, 우선심사 신청 시 보통 3개월 이내로 끝나는 편.)

상표 검색: 특허정보넷 키프리스
http://www.kipris.or.kr/khome/main.jsp
상표 등록: '특허로' 사이트 - '국내출원신청'
https://www.patent.go.kr/smart/portal/Main.do

6. 홍보용 사진 촬영

요가의 경우 이미지가 특히 중요한 업종이다. 힐링될 것 같은 공간 혹은 요가하는 모습이 사진으로 보여주는 것이 예약률을 높이는 중요한 요소다.

클래스를 홍보할 사이트에 올릴 사진은 한 번 찍어두면 여러 곳에 요긴하게 쓰이니 예쁜 요가복을 입고 찍어둘 것. 가능하면 짧은 영상도 찍어두면 좋고, 장소와 매트, 요가하는 모습이 적절한 비율로 찍혀야 좋다. 좋은 카메라가 없어도 된다. 요새 스마트폰은 워낙 잘 나와 휴대폰으로 찍어도 괜찮다. 수업할 장소에 매트가 깔린 모습, 강사 본인이 아사나 하는 사진을 찍어도 좋지만 가능하면 지인들에게 샘플 강의를 하며 장소에 대한 감을 얻고, 생동감 있는 수업 모습을 찍는 게 가장 좋다.

사이즈 조정은 플랫폼마다 요구되는 사진의 비율 및 크기에 맞춰 편집한다. 스마트폰에서 하거나 컴퓨터에 기본으로 설치된 프로그램에서도 할 수 있는 기본 기능이다. 색감 보정은 실내 수업은 사진의 '온도'를 따뜻하게, 야외 수업은 '채도'를 높여 매력 있게 사진을 보정한다.

내 수업을 어디에서 팔까?

나만의 요가 수업을 만들었으니 이제 사람들이 들어올 수 있게 어딘가 올려야 한다. 내 콘텐츠를 유통해 줄 채널은 많으면 많을수록 좋다. 하지만 우리의 시간과 체력은 한정적이기에 주력으로 집중할 곳을 정해야 한다.

1. 네이버 플레이스

국세청에서 사업자 등록을 완료했다면, 바로 네이버 플레이스에 업체를 등록하자. 한국에서는 네이버 검색 비중이 여전히 높아 사업을 한다면 네이버를 놓치면 안 된다. 네이버 플레이스에 업체 등록을 하면 네이버와 네이버 지도 검색 시 내 업체가 검색된다. 동시에 '네이버 예약' 서비스도 신청할 것. 여기서 팁은 네이버 플레이스에서 상위에 노출되기 위해서는 네이버가 제공하는 서비스(예약, 톡톡, 블로그 등)를 최대한 많이 이용하고 내 업체에 연동시키는 것이 좋다. (네이버 플레이스에 업체 등록을 마치면, 다음날부터 며칠간은 집중적으로 광고회사의 전화가 빗발칠 것이다. 절대 네이버 본사에서 전화해 주는 것이 아니기 때문에 넘어가지 말 것!)

2. 여행, 모임 플랫폼

사업장을 임차해 정식으로 사업자 등록을 하지 않고, 가볍게 요가 원데이클래스를 열어보고 싶다면 플랫폼에 등록하는 방법이 있다. 솜씨당, 프립 등 모임 플랫폼과 에어비앤비 체험, 마이리얼트립과 같은 여행 플랫폼이 있다. 또는 크몽, 숨고 등 프리랜서 플랫폼에서도 활동할 수 있다. (에어비앤비는 숙소만 있는 줄 아셨다고요?) '트립'이라고 체험을 숙소처럼 예약할 수 있는 서비스도 있다. 예를 들면 에어비앤비에서 제주도 숙소를 예약하면 페이지나 메일로 '이런 건 어때요?' 제주에서 할 수 있는 체험으로 추천되는 식이다.

플랫폼의 장점은 한 번 올려놓으면 일정 관리를 제외하고는 신경 쓸 게 없다는 것이다. 알아서 플랫폼에서 내 서비스를 노출해 주고 예약 진행, 결제, 후기 작성까지 이뤄지니 편하다. 특히 카드 결제를 원하는 분들도 쉽게 예약할 수 있다. 나 역시 요가원을 4년 넘게 운영하면서도 여태껏 카드 단말기가 없었다. 모두 플랫폼으로 예약을 받기 때문이다. 대신 수수료가 있다. 통상 20%로, 수업료가 5만 원이면 플랫폼이 1만 원을 제하고 호스트에겐 4만 원을 정산해 준다. (에어비앤비, 마이리얼트립 20%, 프립 9~19.8%, 솜씨당 13% 내외) 수수료는 아깝지만, 홍보와 각종 오퍼레이션 비용이라고 생각한다. 플랫폼이 나 대신 수업을 홍보해 주고 고객들에게 소개해 주는 데에 대한 비용이라고 생각하면 마음이 편하다.

사업자 등록을 하기 전, 가볍게 수업을 시작했을 때는 에어비앤비 체험에만 올렸다. 처음이라 생각보다 쓸 게 많아서 시간이 걸렸다. 소개 글도 써야 하고 사진도 찍어야 했다. 게다가 에어비앤비는 사진 가이드가 엄격한 편이라 현장감 있는 사진을 올려야 해서 까다로웠다. 예컨대 요가 수업을 받는 수강생의 모습이나 장소가 잘 보일 수 있는 사진이 필요했다. 에어비앤비에서 숙소를 예약할 때를 생각해 보면 호스트의 정성이 느껴지는 소개 글과 구석구석 찍은 사진이 있는 곳을 선호한다. 처음이라서 후기가 없어도 믿고 갈 수 있을 만큼 꼼꼼하게 프로그램과 자기소개 글을 썼다. 수업료와 일정까지 모두 입력하고 두근거리는 마음으로 체험을 제출했다.

등록 신청을 하면 플랫폼 측에서 검토하는 데 며칠이 소요된다. 그사이 두근거리는 마음으로 기다렸다. 다행히 한 번에 통과가 됐지만 문제는 그다음이었다. 하루, 이틀, 일주일이 지나도록 아무 예약이 들어오지 않았다. 어느 곳에도 홍보하지 않았으니 당연한 결과였다.

그러다 열흘이 채 되기 전 휴대폰에 예약이 들어왔다는 알림이 떴다. 4월 1일 만우절에 거짓말처럼 첫 수강생이 나타난 것! 한 번 예약이 들어오자 텅 비어있던 일정표가 하나둘씩 채워지기 시작했다. 지금은 거의 매일 수업이 있다.

또 다른 플랫폼의 장점은 광범위한 노출 범위에 있다. SNS에 올리면 광고를 하거나 릴스가 소위 말해 '터지지' 않는 이상 기껏해야 지인과 그들의 팔로워 정도에 그친다. 하지만 플랫폼에서는 나를 모르는 사람들에게 내 서비스가 노출된다. 에어비앤비에서 수업을 시작한 지 한 달도 안 됐을 때, 기획 기사를 쓰고 있던 본사 마케팅 담당자의 연락을 받았다. 제주도 독립서점 여행과 요가베르데 수업을 함께 할 수 있는 체험으로 기사화돼 열 군데 이상의 매체에 소개됐다. 그때의 인연으로 이니스프리와 에어비앤비가 함께 한 브랜드 행사에 초대받아 요가 수업을 했다. 유명한 선생님들만 할 수 있다고 생각한 기업 브랜드 행사에 초보 강사인 나도 할 수 있다는 신세계를 열어준 경험이었다. 수업료도 요가원 일반 수업에 비하면 훨씬 높았다. 더 재밌는 건 방송 작가님의 연락이었다. 에어비앤비 메시지로 날짜 문의와 함께 연애 리얼리티 프로그램 촬영을 기획 중인데 커플 요가를 하며 데이트하는 장면을 찍고 싶다고 했다. 그렇게 TVING 「환승연애」에 10분가량 요가를 가르치는 장면이 나오게 됐다. 이후 방송을 보고 찾아오는 분들이 많이 늘어 예약이 30% 이상 증가했다. 플랫폼이 쏘아 올린 작은 공이랄까. 이후엔 프립 매니저님의 반가운 연락을 받았다. 프립, 제주도, 제주관광공사가 주최하는 '제주 웰니스 힐링 여행 상품 기획전'의 대표 서비스로 채택됐다. 덕분에 15개 언론사의 보도자료 기사 이미지로 요가베르데가 홍보되는 효과를 얻었다.

직접 이런 기획전을 만들거나 홍보 자료를 만들기는 정말 어렵다. 하지만 플랫폼 덕분에 무료로 홍보할 기회를 얻을 수 있었다.

3. SNS(인스타그램, 블로그, 페이스북), 홈페이지

'플랫폼 수수료가 아깝다, 나는 내가 직접 수강생을 모으겠다'면 SNS 계정에 올리면 된다. 요즘에는 숏폼 하나만 잘 만들어도 상위 노출의 기회가 열려 있고, 잘하면 수익화도 가능해 인스타그램을 열심히 하는 게 무조건 좋다. 내 경우 초반에는 집에서 수업하는지라 SNS에 올리기가 조심스러웠다. 에어비앤비는 예약 완료한 사람에게만 주소가 전달되어 덜 부담스럽다. 그렇게 다섯 달가량 조용히 운영하던 중, 방송 프로그램에 소개되며 문의가 많아졌다. 그제야 부랴부랴 요가원 이름도 만들고, 홈페이지도 만들고, 인스타그

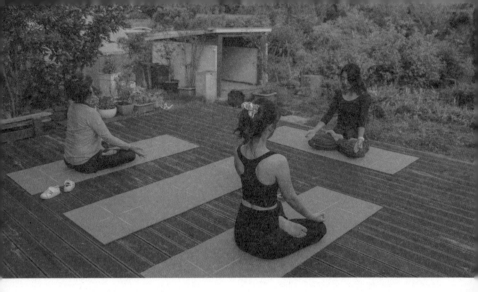

램 계정도 만들었다.

팔로워가 200명이 채 안 됐는데도 감사하게 수업 문의가 들어왔다. 그렇게 에어비앤비와 인스타그램을 통한 예약 비율이 5:5 정도로 비슷해졌다. (이후 네이버 플레이스에 등록 후, 네이버 예약률이 90% 이상이 됐다. 네이버의 위력!) SNS를 통해 직접 모객할 경우, 플랫폼에 내야 하는 수수료가 없어 수강생은 더 싸게 이용할 수 있고, 요가원 또한 플랫폼에서 정산받는 것보단 더 많이 받을 수 있어서 일석이조다. 또한 인스타그램에서는 메타 광고를 소액으로 쉽게 해볼 수 있다. 최대한 내 서비스를 많은 사람에게 노출할수록 예약도 늘어난다.

인스타그램, 블로그, 페이스북 같은 소셜 네트워크가 아닌 홈페이지에서 모객하는 방법도 있다. 요즘에는 홈페이지를 무료로 제작할 수 있는 사이트가 많다. 네이버, 아임웹, 카페24 같은 곳을 통해 하루 만에 내가 원하는 디자인으로 홈페이지를 만들 수 있다.

4. 지역 커뮤니티, 중고거래 사이트(당근마켓, 맘카페)

요가베르데는 제주도를 찾는 여행자를 대상으로 원데이클래스 위주의 수업을 하기 때문에 플랫폼 예약 비중이 높다. 하지만 동네 주민들 대상 정규 수업이 메인이라면 당근마켓을 추천한다. 당근마켓 또한 지역, 연령, 성별 등을 설정해 광고할 수 있고, 단골, 소식 받기 기능으로 이벤트나 마케팅을 할 수 있다. 하지만 내 경험상 당근마켓은 중고 거래 앱이다 보니 수강생들의 기대하는 수업료가 낮은 편이다. 또한 광고를 싣지 않으면 글의 조회수가 높지 않다.

네이버에는 각 지역 카페가 많다. 특히 정규 수업을 받고 싶은 고객들은 맘카페를 자주 볼 가능성이 높다. 이곳에서 홍보하는 방법도 있지만, 카페는 회원 등급을 올려야 하고 바로 홍보 글을 쓰면 강퇴당하는 곳도 더러 있어 홍보하는데 장벽이 높은 편이다. 나도 '근처에 요가원 괜찮은 곳 추천해 주세요'라는 글에 댓글 한 번 달아봤고, 크몽에서 맘카페 홍보 글을 써주는 서비스가 있길래 반신반의하며 의뢰했다. 카페 3곳에 올려줬는데 한 번으로는 효과를 체감하지 못했다. 개인적으로 느끼기에 광고 효율은 '인스타그램>메타(페이스북)>당근마켓' 순서였다.

내 수업을 얼마에 팔아야 할까?

사람들은 내 요가 수업에 얼마를 낼 용의가 있을까? 그리고 나에게 남는 수익은 얼마일까?

가장 중요하면서도 어려운 부분이다. 재능 기부로 무료 수업을 할 것이 아니라면 나의 서비스에 적정한 수업료를 책정해야 한다. 요가원마다 스타일이 다르고, 공간, 수업 인원수도 달라 정답은 없다.

가격을 책정할 때 고려할 점은 크게 두 가지다. 첫째는 경쟁사 분석(같은 지역에 있는 비슷한 서비스의 가격), 둘째는 '내가 이 돈을 받으면 만족할지'다. 가격은 내가 제공하는 서비스와 고객이 지불할 용의

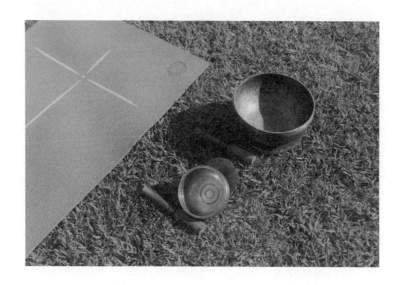

가 있는 정도가 합의되는 지점이다. 너무 싸면 고객은 좋지만, 요가를 가르치는 사람에게 동기부여가 되지 않을 수 있다. 반대로 너무 비쌀 경우 고객이 적을 것이다. '내 시간과 노력을 들여 가르친 합당한 대가인가?'를 생각해 보는 게 지속적으로 수업을 하는 데 도움이 될 것이다. 내가 속한 지역의 요가 클래스의 평균 가격에서 너무 튀지 않는 가격대로 설정하면 된다.

1. 정규 수업

처음에는 수련하던 요가원의 가격을 기준으로 삼았다. 보통 한 달 가격을 횟수로 나누면 1회당 만 원에서 이만 원 사이가 된다. 그래서 정규반으로 등록하는 분은 회당 이만 원으로 잡았다. 한 수업당 열 명 이상씩 수강하는 규모가 큰 요가원이 아니기에 마냥 저렴하게 책정할 수 없었다. 수련비에는 선생님 인건비만 들어있는 게 아니다. 요가원 월세, 도구 사용료, 공과금, 그리고 세금까지. 특히 플랫폼을 통한 예약의 경우 수수료가 발생한다. 고객이 내는 금액에서 수수료와 추후 신고하는 세금을 제한 게 본인에게 남는 순이익이다.

2. 원데이클래스

원데이클래스는 수업료를 1인 45,000원으로 책정했다. 저렴하지 않지만, 제주도에서 하는 다른 원데이클래스 금액과 비교하면 비싼 편이 아니다. 지속 가능한 요가원을 위해서는 이 가격이 최소한의 금액이다. 소규모 수업으로 운영하기에 최대한 개개인에 맞춰 진행하고, 제주도에서 요가하고 싶은 고객의 니즈를 충족할 가치를 주기 위해 지금도 고민한다. 여러 명이 할 경우, 여러 번 올 경우에는 할인을 해드린다.

3. 수수료와 수익

가격 책정할 때 간과해서는 안 될 한 가지는 바로 수수료다. 수업료를 인당 45,000원으로 책정한 이유는 에어비앤비와 같은 플랫폼에 올릴 경우 수수료 20%를 제하고 정산받기 때문이다. 결국 호스트에겐 36,000원이 남는 셈이다. 그래서 가격을 책정할 때는 반드시 '내가 이 정도는 받아야 하는 가격'에 수수료를 더해야 한다.

※ 에어비앤비 '체험', 프립 20%, 솜씨당은 15% 내외, 오븟 5%, 네이버
   예약은 2% 내외.

이렇게 수수료와 비용(요가 매트 구입비용 혹은 공간 대여료/사용료)과 세금을 계산 후, 적정한 수업료를 책정하면 된다. 무엇보다 중요한 건 내가 성심성의껏 가르칠 동기부여가 되는 금액이 되어야 한다. 요가 강사는 나의 에너지를 1시간 이상 전달하는 직업이니까.

요가 수업 셀링 포인트 찾기와 홍보하기

이제 수업을 개설했고, 수강료까지 정했다면 열렬히 알릴 차례다.

1. 차별점(Unique Selling Point)

홍보하기에 앞서 내 수업만의 특별한 셀링 포인트가 뭔지 생각해 보자. 다른 곳에선 얻을 수 없는 특별함이 뭐가 있을까?

요가베르데는 공간, 개인 맞춤화, 그리고 선물(사진과 타임랩스 영상), 이 세 가지다. 오름을 정면으로 바라보며 한적한 환경에서 요가하는 공간은 제주도에서만 경험할 수 있다. 소규모로 진행하기 때문에 1:1 수업만큼 최대한 맞춤형 수업을 한다. 수업 전에 아프거나 다쳤던 부위가 있는지, 배워보고 싶은 아사나를 여쭤본다. 어깨 회전근개를 다쳤던 분이 계시면 어깨에 무리가 가지 않을 시퀀스를 짜고, 허리 디스크 초기인 분이라면 허리를 강화하는 시퀀스를 위주로 한다. 또한 수업을 진행하며 수강생의 컨디션에 따라 '시르사아사나(머리로 물구나무서기)' 같은 챌린지가 가능한 아사나를 알려준다. 인도 리시케시에서 만난 디네쉬(Dinesh) 선생님 수업에서 영감을 받았다. 요가가 처음이어도 이전에 다른 운동을 했거나 기초 근육이 있다면 충분히 할 수 있는 동작이고, 선생님이 한 명씩 잡아주면 부상의 위험도 낮다.

많은 요기니들처럼 나의 꿈의 아사나도 '머리 서기'였다. 곧게 거꾸로 솟은 모습이 정말 멋있어 보였다. 이게 너무 배우고 싶은데 다니던 요가원에서는 잘 배울 수 없었다. 초보와 숙련자가 섞여 있는 단체 수업에서는 일일이 모든 수강생을 다 잡아줄 수 없어 잘하는 사람이나 될 것 같은 사람만 봐주게 된다. 행여나 초보자가 무리하다 다칠 수 있어 단체 수업에서는 잘 시키지 않는다.

'선생님이 조금만 잡아주면 잘할 수 있을 것 같은데 왜 나에겐 핸즈온을 안 해주시지?'

단체 수업 시간에 잘 알려주지 않으니, 집에서 독학으로 연습하며 바닥에 여러 번 굴렀다. 그래서 내 수업에서는 웬만큼 동작 수행을 잘하는 분들에게 요가 숙련도를 떠나 시르사아사나를 알려드린다.

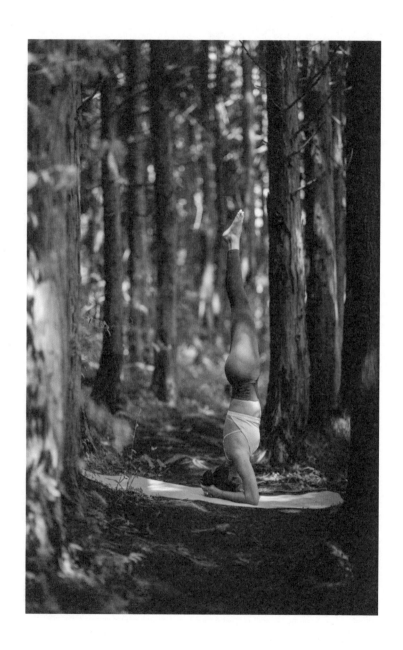

행복은 살 수 없지만 요가는 할 수 있어요

소규모로 가르치다 보니 한 분씩 잡아드릴 수 있고, 야외 요가의 경우 잔디밭에서 하기에 혼자 연습하다 넘어져도 바닥보다 푹신하다. 요가 초보자도 코어 힘을 비롯해 힘쓰는 방법만 알면 할 수 있기에 많이들 성공하고 간다. 뿌듯함과 성취감을 안은 채 돌아가시면 요가의 재미도 조금 더 느낄 수 있지 않을까.

수업이 끝나면 원하는 분들에게 요가 포즈로 사진을 촬영해 주고, 수업 전체 영상을 타임랩스로 촬영해 선물해 드린다. (수업 전에 미리 촬영 여부를 여쭤본다.) 타임랩스는 1시간 수업이 1분 안에 담기기 때문에 지루하지 않고, '내가 이렇게 했구나' 하고 보는 재미가 있다. 대부분 촬영을 원하고, 영상을 보며 즐거워하신다.

과거 요가 여행을 하며 타임랩스로 내 모습을 담던 경험에 착안해 셀링 포인트를 만들었다. 한 번뿐인 소중한 장면을 담아두면 두고두고 추억이 된다. 게다가 사람은 누구나 소장 욕구가 있다. 그러나 요가가 익숙하지 않다면, 요가하는 것도 어색한데 그런 내 모습을 직접 카메라를 세팅하고 찍기에 겸연쩍어하는 분이 많다. 먼저 다가가 사진이나 영상을 찍어드리겠다고 하면 좋아하신다. 내가 1시간 동안 부지런히 움직이는 모습과 시시각각 변하는 구름까지 함께 담긴 영상 선물, 이것이 요가베르데의 세 번째 셀링 포인트다.

2. 플랫폼 등록 및 SNS 홍보 채널 개설

이제 여행 플랫폼, SNS, 지역 커뮤니티 등 내가 적합하다고 생각하는 곳에 올릴 차례다. 플랫폼별로 요구하는 항목이 다르니 필수 사항은 최대한 적어주는 게 좋다. 홍보는 예약받을 수 있는 수단이 갖춰져야 할 수 있다. 최대한 많은 채널에 내 수업을 노출할수록 수입도 늘어난다.

플랫폼에서 사진, 프로그램 설명, 강사 소개, 준비물, 유의 사항을 작성한다. 특히 프로그램 설명, 강사 소개는 정성 들여 작성하자. 이걸 누가 읽을까? 싶지만 많은 분이 꼼꼼히 읽는다. 요가하는 장소 근처 여행지, 맛집 정보도 간단히 적어 여행 루트를 짜기 좋다는 점도 어필했다. SNS에서 직접 모객할 경우, 구글 설문 혹은 네이버 설문폼으로 원하는 날짜, 인적 사항 등을 미리 받을 수 있게 신청서를 만들자.

이렇게 플랫폼에 올리면, 플랫폼이 알아서 노출해 주면서 자연스럽게 홍보가 된다. 반면 SNS는 내가 올려야만 홍보가 된다. 하지만 팔로워가 적어도 누군가는 본다. 요가베르데도 수업 시작 후 5개월 만에 뒤늦게 인스타그램 계정을 만들었는데, 팔로워가 50명 정도일 때 첫 문의가 들어왔다. 수업에 오는 분들에게 간혹 "어떻게 알고 오셨어요?" 여쭤본다. 블로그 후기를 봤다는 분부터 인스타그램으로 검색했다는 분들이 대부분이다.

※ 요가 전용 인스타그램 계정을 만들면, 더 많은 수강생을 만날 수 있
고 브랜딩에도 도움이 된다. 한 사람이 인스타그램 아이디를 복수로
만들 수 있으니 개인 계정과 별도로 요가 계정을 만드는 것을 추천한
다. (개인 계정이 요가 이야기 중심이라면 그대로 써도 무방하다.)

3. 홍보 글 꾸준히 올리기

"Done is better than Nothing."

채널을 개설했다면 이 문장을 마음에 새겨두자.

홍보 채널을 만들었으면 꾸준히 사진과 글을 올린다. 수업 장소,
수업하는 모습, 그리고 본인의 아사나 사진도 좋다. 완벽하지 않아
도 진정성 있는 짧은 글만 써도 좋다. 완벽보다는 했다는 사실이 더
중요하니까. SNS에 피드 하나를 올리면 예약으로 이어지는 효과가
있다. 설사 바로 예약으로 연결되지 않더라도 잠재 고객이 보고 있
을 수 있다. 상위노출 로직은 매번 바뀌지만, 현재는 네이버 블로그
리뷰가 많을수록 네이버 플레이스 순위에도 좋은 영향이 있다고
하니 블로그 글이라도 꾸준하게 써보자.

4. 광고하기

더 많이 노출하고 싶다면 '광고'를 활용한다. 인스타그램은 손쉽게 광고를 올릴 수 있다. 게시물 작성 후, '홍보하기' 버튼을 누르고 일일 예산과 도달하고 싶은 타겟 범위를 정하면 광고가 시작된다.

1) 인스타그램(메타)

인스타그램(메타)에 글을 쓰고 '홍보하기'를 누르면 $1부터 원하는 대상, 지역, 관심사, 하루 예산 등을 설정해 홍보할 수 있다.

※ 인스타그램 설정 계정에서 '비즈니스 계정'으로 설정

2) 당근마켓

당근마켓에 소식 글을 올리고 광고할 수도 있다. 요즘에는 당근마켓에 등록된 업체가 점점 많아져 지역광고를 하지 않으면 소식글이 노출되기 어렵다. 당근마켓에서 광고 금액과 노출하고자 하는 지역(동 단위)까지 선택할 수 있다. 글 옆에 '지역광고'라고 노출된다. 당근마켓을 사용하는 월 이용자 수가 무려 1,500만 명, 주간 이용자 수도 천만 명이라고 한다. 우리가 생각하는 것보다 당근마켓의 파급력은 더 강할 수 있다. 단, 당근마켓은 원데이클래스보다는 정규 수업에 대한 수요가 많을 수 있다.

3) 네이버

 사업자 등록을 했다면 네이버 플레이스 광고나 검색광고를 할 수도 있다. 검색광고는 내가 설정한 키워드마다 입찰가를 지정해 광고하는 것이고, 플레이스 광고는 내 업체 자체를 광고하는 것으로 소비자에게 광고가 노출되는 부분이 다르다. 개인적으로 검색광고는 돈이 나가는 속도가 더 헤프게 느껴졌고, 플레이스 광고 효율이 더 좋았다. 요가베르데의 경우 네이버 플레이스에서 '제주 요가' 키워드로 검색 시 2페이지 이상으로 넘어가며 순위가 하락하면 플레이스 광고를 집행해 1~2페이지에서 보일 수 있게 한다. 메타 광고는 상시로 하진 않고, 홍보하고 싶은 이벤트나 프로그램이 있을 때 기간을 정해 집행하는 편이다. 팔로워가 증가하는데 확실히 효과가 있지만, 매출로 직결되는 속도는 네이버 플레이스가 더 좋았다.

높은 수업 만족도의 비법, 고객 관리

　앞에서도 썼듯이 '내돈내산' 방문 고객의 후기는 돈 주고 살 수 없는 자산이다. 마케팅 대행사를 쓰지 않고, 이토록 귀한 후기를 많이 얻는 방법은 뭐가 있을까? 플랫폼을 통해 예약하면 후기를 남기게 된다. 그런데 실제로 제품을 구매하고 후기 잘 남기지 않는 고객이 더 많다. 대개는 귀찮아서 남기지 않는다. 오히려 내 경우 후기를 남길 때는 불만족했을 때가 많았다. 하지만 우리의 소중한 수업에 부정적인 후기가 달리는 건 너무나 슬픈 일이다. 또한 후기는 경력이 많지 않을수록 소중한 레퍼런스가 된다. 요가베르데는 플랫폼을 합쳐 총 1,000개 이상의 후기를 받았고, 5점 만점에 평균 4.5

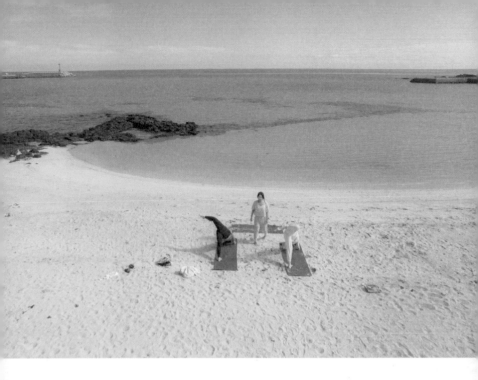

점 이상이다. 요가베르데가 했던 후기 독려 방법은 아래와 같다.

1. 에어비앤비 자동메시지 기능 활용

에어비앤비 메시지를 잘 안 보는 분들도 많지만, 확인한 분들은
거의 모두 후기를 남겨주었다.

오전 7:00

즐거운 요가하는 시간이 얼마 남지 않았어요!
미리 움직이기 편한 운동복으로 환복하고 오시면 준비 시간이 단축돼 수업에 더 집
중하실 수 있답니다.
곧 뵙겠습니다 :)

오후 2:00

함께 호흡해주셔서 감사합니다.
시간되실 때 후기도 남겨주시면 감사하겠습니다 :)

제주에서의 좋은 추억안고 여행 마무리하시길 바랄게요!^^

2. 촬영 사진/영상 전달 및 후기 독려

카카오톡으로 그날 촬영한 사진과 영상을 보내드릴 때 한 번 더
라포를 형성하며 후기를 부탁한다. 처음에는 고프로 카메라로 촬
영하고 변환해 전달하느라 시간이 걸렸는데, 요즘에는 요가원 전
용 아이폰으로 촬영 후, 에어드롭으로 바로 드린다. 갤럭시폰을 쓰
는 분들은 카카오톡이나 메일로 보내드린다. 카카오톡으로 메시지
보내는 비중이 거의 줄었지만, 메시지를 보낼 일이 있다면 찾아준
분들께 고마운 마음을 숨기지 않고 표현한다. 한 시간에 좋은 에너
지를 듬뿍 담아 요가를 나누고, 마지막 '나마스떼' 인사에 진심을
담는다면 수강생분들에게도 그 기운이 전달돼 좋은 후기가 돌아올
것이다.

3. 리뷰 이벤트 진행

포털사이트의 경우 여행 플랫폼보다 노출이 훨씬 더 많이 된다. 이 경우 후기가 많을수록 큰 자산이 된다. 그래서 초반에 네이버 플레이스 리뷰가 없었을 때는 수업료 일부를 페이백 해주는 이벤트를 진행하며 빠르게 후기를 쌓았다. 현재는 요가원 굿즈로 엽서를 만들어 후기를 남겨주신 분들께 선물로 드린다.

수업에서 사업으로 확장하기

1. 사업자 등록

가볍게 원데이클래스를 운영하다 정식으로 요가 수업 및 창업을 해보고 싶다면, 사업자 등록이 필수다. 사업자 등록을 하면 현금 영수증과 세금계산서도 발행할 수 있다. 또한 정부에서 '정책자금대출'을 저금리로 받을 수 있다.

또 하나의 장점은 '네이버 플레이스'에 장소를 등록하고 '네이버 예약' 서비스를 이용할 수 있다. 네이버 예약으로 진행하면 네이버에서 현금 영수증 발행을 해주기 때문에, 내가 따로 신경 쓰지 않

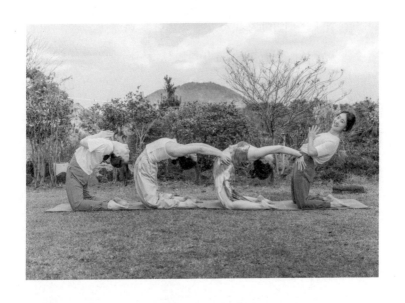

아도 돼서 편하다. 네이버를 활용하기 위해서는 사업자 등록증이 필수다. 사업자 등록은 직접 관할 세무서에 가거나 국세청 홈페이지 '홈택스'에서 비대면으로 신청할 수 있다. 사업자 등록 과정은 미리 준비만 해두면 정말 간단하다. 나는 신청한 지 2시간도 안 돼서 승인이 났고, 바로 사업자 등록증 발급을 받았다. 어려울 줄 알고 잔뜩 걱정했는데 기우였다. 다만 요가를 사업자로 등록할 때 헷갈리는 점이 몇 가지 있다. 좌충우돌하며 알아낸 정보를 공유한다.

'업태'는 '교육서비스업', '종목'은 '요가'를 선택하면 된다. 사업

확장을 위해 소매업과 전자상거래 소매업을 함께 추가했다. 이후 한국관광공사의 지원사업을 수행하면서 '관광' 관련 종목도 추가했다. 추후 업태와 종목은 홈택스에서 추가 등 수정할 수 있다.

※ 코드: 소매 전자상거래, 809015 / 서비스업 - 요가

※ 사업장 주소로 등록할 곳의 '임대차 계약서'를 필수로 첨부해야 한다.
(거주하는 집도 가능)

Q: 요가를 가르치는 목적으로 '자택'을 사업장으로 사업자 등록을 할 수 있을까?

온라인으로 '요가 사업자 등록'을 검색해 보면 집이나 주거용 오피스텔에서 요가를 가르치는 것은 불법이라는 말도 있다. 하지만 변호사와 국세청에 확인해 본 결과 불법이 아니다.

변호사와 관할 세무서에 확인한 답변은 아래와 같다.

- 부가가치세법 6조 3항에 따라서 사업자가 사업장을 두지 않으면 사업자의 주소 또는 거소를 사업장으로 할 수 있어 자택을 사업장으로 해서 개인사업자 내는 것은 가능.
- 그러나 자택에서 영위할 수 있는 업종에 한하는데, 요가의 경우, 교육서비스업에 해당해서 가능한 것으로 보임→ 관할 세무서에 한 번 확인할 필요는 있음.

- 명문 규정은 따로 없고 보통은 식당, 도소매업의 경우에는 관련법상 규제 또는 사업장 필수인 경우가 있으나 요가는 아닌 것으로 보임.
- 개인사업자를 낼 때 임대차 계약서를 제출해야 하는데, 임대인은 주거 목적으로만 임대하고 계약서상 그 이외의 용도로 사용할 수 없다는 조항이 있거나 그에 대한 정함이 없다면, 해당 임차 목적물에 사업자를 낼 것이고 요가 수업을 하는데 임대인도 동의한다는 동의서를 받아 놓는 것이 나중에 임대인이 계약위반을 주장할 수 있으므로 안전함. (필수는 아님)
- 개인사업자 등록 시에 임대인 정보를 넣게 되어있어, 임대인이 임대소득을 신고하지 않고 있었던 경우 소득으로 잡힐 수 있어 꺼리는 임대인도 있을 수 있다.
- 주거 목적으로 전입신고까지 했다면 임대인 동의서 필요 없이 '자가'로 체크. 혹시 모르니 사업자 등록을 신청하기 전에, 자택을 사업장으로 신청한다면, 사업장 주소가 속한 관할 세무서에 확인해 보길 바란다. (시설 확인 나올 수 있음)

2. 사업자 회원 등록하고, 할인받아 물품 구매하기

사업자 등록증이 생기면 좋은 또 다른 점은 요가복과 제품을 할인받아 구매할 수 있다는 것이다. 강사 자격증으로 할인받을 수 있는 브랜드도 있지만, 사업자 회원이 되면 할인되는 범위와 폭이 커진다. 브랜드마다 할인 대상 금액이 다르지만 보통 30~50%까지 할인되는 곳들이 많다. 수업을 위해 필요한 매트와 도구 등을 구매하는 데 쏠쏠한 혜택이 된다. 할인받는 방법은 각 브랜드 사이트에 '도매/사업자 회원 신청'을 하면 간편하게 적용된다.

1) 만두카

사업자 회원가입 후, manduka.korea@gmail.com으로 사업자 등록증 사본, 사업자 아이디, 연락처를 보내면 며칠 내 도매 아이디로 승격됐다는 답장이 온다. (70만 원 이상 구매 시, 30% 할인)

2) 가네샤

'엑스퍼트 멤버스'에 가입하면, 최저가로 구매할 수 있는 혜택을 제공한다.

3) 밸런시스

홈페이지에서 '강사&센터 등록할인'을 클릭, 등업 게시판에 신청 글을 양식에 맞게 남기면 하루 사이에 등업이 된다. (30만 원 이상 구매 시, 30% 할인)

4) 아따산

홈페이지 '강사&센터인증'을 클릭, 등업 게시판에 '강사 PASS' 신청을 하면 된다. (구매 금액 상관없이 50% 할인)

5) 룰루레몬

아쉽게도 사업자 할인은 없고, 강사 할인 스웻 컬렉티브(Sweat Collective)만 가능하다. 룰루레몬 오프라인 스토어에 가서 직접 자격증을 보여주고, 자신이 수업하고 있는 시간표 혹은 사업자 등록증 확인 후, 등록해야만 할인 혜택을 받을 수 있다. 이메일 등 온라인으로 할 수 없어서 나는 서울에 갔을 때 등록하고, 유효기간 만료 전에 미리 연장했다. (2년간 아시아 지역 온, 오프라인 매장 대상, 정가에서 25% 할인)

3. 네이버 활용하기

사업자 등록을 하고 가장 유용하게 활용할 수 있는 건 바로 네이버 서비스다. 아무리 인스타그램, 유튜브 등 소셜미디어를 많이 쓴다 해도 여전히 한국에서 정보를 검색할 때는 네이버, 다음, 구글 같은 포털사이트를 접속하는 게 익숙하다. 특히 제주도는 여행 정보를 포털사이트에서 검색하는 비중이 70%에 육박한다고 하니 네이버의 중요성은 두말하면 잔소리다.

'네이버 스마트플레이스' 사이트에서 업체 신규 등록 시, 사업자 등록 정보를 입력한다. 이후 지도, 예약, 페이, 톡톡 등 연관된 서비스를 한 번에 이용할 수 있다.

※ 네이버 플레이스 : https://new.smartplace.naver.com/

요가베르데는 '네이버 예약' 서비스를 오픈하고 전년 동기 대비 예약률이 50% 이상 신장했다. 직접 예약을 받는 것보다는 아니지만, 다른 플랫폼보다 수수료가 낮아서(1.9~4% 내외) 이익이 늘었다. 또한 '네이버 페이' 서비스를 연동해 두니 입금 안내 및 확인 절차가 없어져 운영하기 매우 편리하다. 현금 영수증도 네이버 결제 시, 적용되므로 사업자가 신경 쓸 점이 없다.

4. 세금 신고

수입이 발생했다면 납세의 의무를 지켜야 한다. 강사를 채용한다면 매달 '원천세'와 매년 '부가가치세'를 신고하고 납부해야 한다. 간이과세자의 경우 1년에 한 번, 일반과세자의 경우 반년에 한 번이다.

또한 5월이 되면 또 다른 세금이 우리를 기다린다. 프리랜서 강사라면 '종합소득세', 사업자 등록을 했다면 '사업소득'을 신고해야 한다. 프리랜서 요가 강사로 수입이 생겼을 경우 모두 사업소득이다. 직접 수업을 만들고 플랫폼에 올려 판매할 때도 역시 사업소득에 해당한다. 신고를 안 할 경우 가산세 등의 불이익이 있다. 통상적으로 요가원에서 '원천징수 3.3%(국세 3%+지방세 0.3%)'를 제하고난 금액이 통장에 찍힌다.

※ 원천징수: 근로자가 직접 소득에 대한 세금을 내는 대신, 소득을 지급하는 사람이 먼저 그 세금을 떼고 납부하는 제도

프리랜서는 매년 5월에 종합소득세를 납부해야 한다. 내가 내야할 세금이 기존에 낸 3.3% 납부세액보다 적으면 환급, 많으면 추가납부를 해야 한다. 종합소득세는 홈택스 홈페이지에서 신고하거나직접 관할 세무서를 방문하여 신고할 수 있다. 요즘엔 삼쩜삼 등의세무 대리 서비스가 많아 프리랜서 강사들이 많이 이용하는 편이다. 하지만 삼쩜삼 시스템에서 누락되는 경우도 있어 세심한 주의가 필요하다. (수수료 건당 2만 원가량을 제하고 세금 신고를 대행. 첫해는 삼쩜삼을 이용했고, 다음 해에는 직접 했는데, 아래에서 설명할 단순경비율을 적용받으면어렵지 않아서 혼자서도 충분히 가능하다.) 단, 요가원 창업 후 4대 보험이적용되는 정규 직원을 고용하면 챙길 것이 많아진다. 나는 이때부터 세무사의 도움을 받기 시작했는데, 자문을 구할 수도 있고, 혼자서 진행할 경우 나오는 실수가 없어서 굉장히 만족스러웠다.

※ 프리랜서 경비율

프리랜서 소득을 신고할 때도 경비 처리를 받는다. 프리랜서의 경비율
은 업종코드마다 다르다. 직전년도 업종별 수입금액을 기준으로 '단순
경비율'을 적용해 보통 60% 이상을 경비로 인정받는다. 예를 들어 천만
원의 소득이 있었는데, 내가 해당하는 프리랜서 코드의 단순경비율, 예
를 들어 60%를 적용하면 6백만 원이 경비로 인정된다. 세금은 소득에
서 경비를 제한 후, 각자 해당하는 세율을 곱해 결정된다.

요가 수업 2주 완성 플랜

완벽하지 않아도 좋다. 하루에 하나씩 실행하면 좋은 결과로 이어질 것이다.

	할 일	세부 액션플랜
Day 1	원하는 수업 구성	- 수업 스타일 구상 - 수업 시간: 60분/70분/90분 등 - 수업 구성: 수업/수업+차담/수업+사진 촬영 등

Day 2	수업 장소 물색,
	시간대, 인원 선정
		- 수업 장소 물색: 집, 시설 대관, 야외 공원 등
		- 테스트: 매트를 깔고 수련해 보기
		  • 야외의 경우: 햇볕 강도 및 바닥 상태 확인.
		  • 장소에 따라 적정 시간대 조정.
		- 인원 결정: 장소(수용인원)에 따라 수업 인원 정하기

Day 3	장소 선정 및 관리처 허가 받기	공공장소: 지자체 확인 및 허가 필요
Day 4	요가 수업(or 요가 원) 네이밍	검색, 홍보에 적합한 이름 선택(6글자 내외 추천)

Day 5	사진 촬영 및
	오픈 클래스
		- 사진 촬영: 클래스 홍보용 사진 준비(장소, 매트, 요가
		  하는 모습 등)
		- 영상 촬영: 숏폼 및 홍보 영상 제작용 콘텐츠 확보
		- 오픈 클래스 개최: 장소 감각 익히기 및 생동감 있는
		  사진 촬영(가족, 친구 추천)

Day 6	사진 보정 및 숏폼 제작	− 사이즈 조정: 플랫폼별 요구 비율 및 크기, 용량에 맞춰 편집
		  • 예: 에어비앤비는 최소 가로 800px, 세로 1,200px 이상의 고해상도 사진
		− 색감 보정:
		  • 실내 수업: 사진 '온도'를 따뜻하게
		  • 야외 수업: '채도'를 높여 매력있게 보정(인스타그램 필터 혹은 아이폰 기본 기능 활용)
		− 숏폼 제작: 인스타그램 릴스 또는 Capcut 앱으로 숏폼 영상 만들기

Day 7	플랫폼 및 모객 전략	− 플랫폼 비교: 본인에게 편한 사이트에 접속하여 비교하기(네이버 플레이스, 솜씨당, 에어비앤비, 프립, 마이리얼트립, 오붓 등) − SNS 활용: 직접 수강생 모객을 위한 SNS 홍보 진행(인스타그램, 스레드, 블로그, 틱톡 등) − 지역 커뮤니티 활용: 당근마켓, 맘카페 등에서 수강생 모집
Day 8	수강료 책정 전략	1. 경쟁사 조사: 같은 지역 내 동종 업체의 가격 비교 2. 플랫폼 수수료 고려: 각 플랫폼의 수수료(2~20%)를 반영해 가격 책정 3. 다인원 및 기간 할인: 2인 이상 수강 혹은 10회 이상 등록 시 할인 옵션 적용 4. 수업 형태에 따른 가격 차별화: 원데이클래스와 정규 수업의 가격을 다르게 책정 5. 매트 대여비: 원데이클래스에서 매트 대여비 별도로 청구 여부 명시 6. 수강료 설정: 본인에게 적정하다고 생각하는 가격으로 결정

Day 9	수업 차별점 찾기	내 수업만의 차별점 찾기(시퀀스, 유연한 수업 시간, 특별한 장소, 사진 및 영상 촬영본 제공, 개별 피드백 제공, 테마 수업, 친환경 매트 및 용품 제공 등)
Day 10	홍보 페이지, 신청서 만들기	− 플랫폼별 요구 항목(사진, 프로그램 설명, 강사 소개, 준비물, 유의 사항 등) 작성 ※ 특히 프로그램 설명, 강사 소개는 정성 들이기 − SNS를 통한 직접 모객 시, 구글/네이버 설문폼 활용. − 필수 항목: 원하는 날짜, 인적 사항 등 미리 수집할 수 있도록 설정
Day 11	홍보채널(인스타그램 계정/홈페이지 등) 만들기	− 인스타그램 계정 생성 − 무료 홈페이지 제작: 웹빌더 서비스 이용해 무료 홈페이지 만들기
Day 12	홍보 활동	1. 피드 올리기: 수업 장소, 수업하는 모습, 아사나 사진 등 2. 꾸준한 업데이트: 수업과 관련된 사진과 글을 정기적으로 홍보 채널에 게시
Day 13	광고하기	더 많은 노출을 원한다면 광고 활용하기 1. 인스타그램(메타) 광고: 피드 작성 후 '홍보하기' 클릭(고객, 지역, 관심사, 하루 예산 설정하여 $1부터 시작 가능) 2. 당근마켓 광고: 동 단위로 세분화하여 지역 타겟팅 광고 가능 3. 네이버 광고: 사업자등록을 했다면 플레이스, 검색 광고 가능

Day 14	고객 관리	1. 알람 설정: 클래스에 대한 문의가 왔을 때 최대한 빠르게 응답
		2. 후기 확보: 초기에는 지인에게 수업을 진행 후, 후기 요청하며 후기를 쌓는 것도 방법
		3. 소통 강화: 후기에 댓글로 소통하고 감사 표현
		4. 자동메시지 활용: 에어비앤비 '자동메시지' 기능 활성화, 수업 후 자연스럽게 후기 작성 독려
		5. 이벤트: 굿즈 등 작은 선물 증정하는 후기 이벤트

나는 무엇이든 될 수 있고, 어디서든 살 수 있다

"우리도 우리가 어디에 있는지 몰라요."

세계여행을 하면서 프랑스 지역신문에 실린 적이 있다. 프랑스 중부의 작은 마을 캠핑장에서 우연히 인터뷰하게 됐다.

캠핑 둘째 날 아침을 먹고 공용 개수대에서 설거지를 하고 있는데, 옆집 텐트에서 지내던 친구가 말을 걸어왔다. 자신을 이 지역의 신문기자라고 소개한 얀은 우리 부부를 인터뷰하고 싶다고 했다. 그러면서 갑자기 나란히 설거지하고 있는 우리의 모습을 카메라에 담아도 되겠냐고 물어왔다. 프랑스인들도 쉽사리 오기 힘든 작은 도시에 동양인 두 명이 텐트를 치고 캠핑하고 있으니 꽤 신기했나보다. (캠핑장의 대다수는 캠핑카를 가져온다. 우리처럼 텐트를 친 사람은 소수에 불과해 더 눈에 띄었을 것이다.)

베레모를 쓴 채 작은 수첩과 펜 그리고 크지 않은 DSLR 카메라를 들고 텐트를 찾아온 얀은 프랑스 소도시인 로안(Roanne)에 위치한 캠핑장으로 찾아온 우리의 사연이 궁금했던 모양이다. 그는 우리에게 주로 지역과 관련된 질문들을 했다. "로안을 어떻게 알고 찾아왔는지, 이곳을 여행하기로 했을 때 기대했던 것이 무엇인지, 이곳에서 어디를 관광할 예정인지, 이곳을 여행할 때 특별히 하고 싶은 것이 있는지" 등이었다.

우리는 프랑스의 소도시들을 여행 중인데, 파리에서 남쪽으로 내려가던 중에 이곳을 방문했다고 대답해 주었다. 사실 로안이란 지역에 무엇이 유명한지 잘 모르고 왔다고, 다만 리옹(Lyon) 같은 대도시보다는 소도시를 여행하고 싶어 이곳에 오게 되었다고 답해 주었다. 프랑스에서 무엇을 기대하는지에 대한 대답으로 '와인, 치즈 그리고 초콜릿'이라고 말했다.

설마 했는데, 정말 세수도 안 하고 설거지하고 있는 사진이 '우리도 우리가 어디에 있는지 몰라요'라는 다소 자극적인 제목과 함께 일간지 6면에 게재됐다. 여행이 끝난 지 5년이 지난 지금도 남편과 나 사이에 종종 회자하는 에피소드다. 불현듯 이 자극적인 문장에 앞으로 어떻게 살아야 할지에 대한 힌트가 있다는 생각이 든다. 의

도하지 않았지만, 요가를 좋아하는 마음을 따라 살다 보니 나만의 콘텐츠가 생겼다. 요가를 하며 세계여행을 했고, 창업을 하게 됐다. 회사원 말고는 할 수 있는 일이 없을 것 같아 불안하고 의기소침했던 과거보다 벌이는 적을 수 있어도, 삶이 덜 불안하다.

한창 일하며 커리어를 쌓을 시기에 퇴사를 하고, 집을 사기는커녕 살던 집을 정리해 세계여행을 떠났다. 많은 것을 포기하고 떠났다고 생각했기에, 여행에 거는 기대도 높았다. 좋아하는 것을 명확히 알고 싶었고, 내가 무엇을 잘하는 사람인지도 알 수 있는 행운이 따르길 바랐다. 하지만 500일이 지나도 모호하기는 마찬가지. 허무했다. 하지만 이제는 자신 있게 말할 수 있다. 퇴사 전보다 불안하지 않다고. 누가 시키지 않았는데도 가는 곳마다 요가 수업을 찾아다녔던 500일의 시간 덕분에 내가 요가를 좋아하고 알리는 일을 잘한다는 것을 알게 됐다. 회사 바깥에서 잘 살 수 있는 방법을 찾아 헤매며 불안했던 과거의 나에게 요가 여행의 시간은 새로운 열쇠 하나를 주었다. 언제까지 요가원을 운영하며 제주에 살게 될지는 모르겠다. 하지만 요가 덕분에 나는 무엇이든 될 수 있고, 어디서든 살 수 있을 것이라는 근거 없는 자신감이 있다.

지금 당장은 무용해 보이더라도 스물네 시간의 시간을 오로지 내 마음대로 써보면 알게 될 것이다. 내가 무엇을 좋아하고 잘하는 사람일지. 행복은 살 수 없지만 요가는 할 수 있다.

행복은 살 수 없지만
요가는 할 수 있어요

초판1쇄 2025년 6월 19일 **지은이** 곽새미 **사진** 곽새미 **펴낸이** 한효정 **편집교정** 안수경 **기획** 박화목 **디자인** d.purple **일러스트** Freepik **마케팅** 안수경 **펴낸곳** 도서출판 푸른향기 **출판등록** 2004년 9월 16일 제 320-2004-54호 **주소** 서울 영등포구 선유로 43가길 24 104-1002 (07210) **이메일** prunbook@naver.com **전화번호** 02-2671-5663 **팩스** 02-2671-5662 **홈페이지** prunbook.com | facebook.com/prunbook | instagram.com/prunbook

ISBN 978-89-6782-241-5 13510
ⓒ 곽새미, 2025, Printed in Korea

*책값은 뒤표지에 있습니다.

이 도서의 국립중앙도서관 출판예정도서목록(CIP)은 서지정보유통지원시스템 홈페이지(http://seoji. nl.go.kr)와 국가자료공동목록시스템(http://www.nl.go.kr/kolisnet)에서 이용하실 수 있습니다.

이 책은 저작권법에 따라 보호받는 저작물이므로 무단 전재와 무단 복제를 금지하며,
이 책 내용의 전부 또는 일부를 이용하려면 반드시 저작권자와 출판사의 서면 동의를 받아야 합니다.

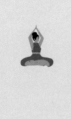